NORBERT MESSING

W0316241

Das praktische HANDBUCH VOM VITAMIN C

- *Das Immunsystem nachhaltig kräftigen*
- *Sich vor gefährlichen Schadstoffen wirksam schützen*
- *Geistige und körperliche Spannkraft und Flexibilität zuverlässig erhalten*

VERLAG GANZHEITLICHE GESUNDHEIT

4. Auflage 1997

© Copyright **Verlag Norbert Messing** · Postfach 1217 · 76663 Bad Schönborn · Telefon 07253/3718 · Fax 33955

Herstellung/Druck: Druckerei Steinmeier, Nördlingen

Alle Rechte vorbehalten. Nachdruck -auch auszugsweise- nur mit Genehmigung des Verlages

ISBN 3-927124-14-1

Inhalt

Vorwort

Es ist etwas Großes um die einfachen Dinge des Lebens; man kann darüber ins Grübeln kommen.

Beispielsweise das Vitamin C: Die Substanz besteht aus nur 3 Elementen, wie sie überall in der Natur reichlich vorkommen und ist klar gegliedert: 6 Atome Kohlenstoff (C), 8 Atome Wasserstoff (H) und 6 Atome Sauerstoff (O) – ergibt die Summenformel $C_6H_8O_6$.

Nichts besonderes, so scheint es.

Doch dieser erste, oberflächliche Blick täuscht gewaltig.

Denn die Natur hat dieser glücklich ausbalancierten Komposition aus ursprünglichen Bausteinen im organischen Leben eine wichtige Rolle zugewiesen und sie zu einem Hauptakteur im fesselnden Schauspiel der belebten Welt gemacht.

Überhaupt: die Natur ist nicht verlegen um geniale Kunstgriffe, da, wo es nötig ist. Sie geht jedoch damit alles andere als verschwenderisch um und produziert Wunder nicht auf Halde.

Vitamin C gehört zu diesen seltenen Wundern.

So wie sich die Elemente in dieser Substanz zusammenfügen, benötigt sie unser Organismus, kein bißchen anders. Kleinste Veränderungen der Struktur des Stoffes machen ihn schon zu einer beliebigen Zutat, zur Massenware, mit der unser Körper tagtäglich überflutet wird, zu einem gewöhnlichen Zucker, Kohlenhydrat, das zwar nützlich ist als Brennstoff, aber auch nur dafür.

Unbedeutend erscheinende Konstellationen in der räumlichen Anordnung der Atome bringen eine schöpferische Komponente ins Spiel und formen etwas Neues, eine Quelle überraschend vitalisierender Lebensenergie, bringen einen Qualitätssprung, der unser Begreifen im Grunde überfordert.

Wir können das Wunder nur demütig bestaunen und versuchen, aus dem Drehbuch der Natur zu lernen, indem wir die Kraftquelle dieses weise ersonnenen Prinzips – nachdem wir es mit den Mitteln der Naturforschung und des Verstandes aufgespürt und zu benennen gelernt haben – für unser praktisches Leben voll erschließen.

Vitamin C – Ein »Prinzip Hoffnung« für den Menschen

Jeder kennt es, weiß darüber Bescheid – so meint man. Vitamin C ist gesund, das lernt heute jedes Kind. Das Vitamin ist geradezu zum Synonym geworden für die wertgebenden Inhaltsstoffe in unseren Lebensmitteln.

Und doch:

Jeder **glaubt** es zu kennen, jeder **meint** sich seiner Bedeutung bewußt zu sein. Denn in der Tat: die eigentliche Entdeckung des »Vitamins aller Vitamine« hat gerade erst begonnen.

Allzugründlich ist die Lektion nicht gelernt worden, was z.B. der Umstand zeigt, daß ein erheblicher Teil unserer Bevölkerung an unterschwelligem Vitamin C-Mangel leidet – ein Umstand, der sich an erster Stelle darin äußert, daß die Betreffenden kränkeln und sich nie so richtig »auf der Höhe« fühlen. Hierbei sollten sich vor allem ältere Menschen angesprochen fühlen, in doppelter Hinsicht: denn einmal nehmen sie mit der Nahrung oft erschreckend wenig Vitamin C (sowie auch B-Vitamine) auf; zum anderen eröffnen sich für sie ganz außerordentliche Leistungsreserven in dem Falle, daß sie diese Defizite ausgleichen.

Und noch eine Besonderheit kennzeichnet den »Wunderstoff« Ascorbinsäure: Im Gegensatz zu vergleichbaren anderen Spurenstoffen kann man bei ihm dadurch gewinnen, daß man es »übertreibt«. Gemeint sind hier die sogenannten Megadosen, also die Einnahme von Mengen in einer Größenordnung, wie sie in der Natur nicht vorkommen. Diese Vorgehensweise hat berühmte Fürsprecher gefunden, an vorderster Stelle ist hier wohl Linus Pauling zu nennen, der für die von ihm vertretene Sache beredtes Zeugnis ablegt: er steht inzwischen in den 90ern (Jahrgang 1901) und wird nicht müde, dem »hohen C« ein Gutteil an Verantwortung für seine ungebrochene Schaffenskraft und Fitneß zuzusprechen.

Wir sagen: Vitamin C ist die große Ausnahme. Und dies heben wir mit einiger Veranlassung hervor. Denn der Verbraucher soll nun bitte nicht meinen »je mehr von einem nützlichen Stoff – desto besser«. Eine solche Regel würde ihm schlecht bekommen. Viele andere Wirksubstanzen, ob nun Vitamine, Mineralien oder besonders Spurenelemente können bei übertriebener Dosierung geradezu Giftwirkungen entfalten. Deshalb an dieser Stelle eine deutliche Warnung.

Sie gilt nach übereinstimmender Auffassung der Forschung **nicht** für das Vitamin C. Ein klein wenig hitzige Debatten gibt es allenfalls darüber, was man sich von der Einnahme größerer Mengen Ascorbinsäure versprechen kann.

Und über diese Möglichkeiten, über die dem weißen, kristallinen Pulver innewohnenden Mächte soll dieses kleine Buch handeln. Vitamin C, so werden wir sehen, wirkt im Organismus wie ein Zauberwort und entfaltet eine Vielzahl von lebens- und jungerhaltenden Kräften. Wir müssen seine Potenz nur richtig und mit Bedacht so früh dies eben geht nutzen.

»Die Beobachtung zwingt mich zu glauben, daß mit keinem anderen Mittel so viel menschliches Leid zu bannen ist, wie mit dem richtigen Verständnis und der richtigen Anwendung der Vitamine. Das reiche Feld zukünftiger medizinischer Forschung liegt in den weiten Gebieten zwischen Gesundheit und Avitaminose.«

A. v. Szent-Györgyi (»Entdecker« der Ascorbinsäure und Nobelpreisträger).

Das Rätsel des Alterns

Kann man das Altern aufhalten? Handelt es sich bei einem solchen alten Menschheitstraum nicht um bloßes Wunschdenken, um eine ursprüngliche Sehnsucht, um die sich viele Legenden, zahllose Märchen und Gerüchte zu allen Zeiten woben?

Fest steht eines: wir erleben die Veränderung von Anfang an. Die Entwicklung des Kindes vollzieht sich stürmisch, und selbst wenn es uns nicht schnell genug gehen konnte mit dem Erwachsenwerden: das Wachsen, die Ausprägung der Körpermerkmale, unser geistiger Ausbildungsgang vollzog sich gewissermaßen wie in einem Zeitraffer.

Wie anders dagegen die Erwachsenen-Phase. Hier vollzieht sich jahrelang kaum ein Wandel, und wenn, so unbemerkt, gewissermaßen lautlos.

Und doch: das Rad des Lebens, es dreht sich. In und an unserem Körper geschieht eine Metamorphose, und was da geschieht, es beunruhigt. Der Dichter Anton Tschechow schrieb einmal verwundert, daß bei den Insekten aus der häßlichen, unappetitlichen Raupe ein wunderschöner Schmetterling hervorgehe, und daß beim Menschen die Entwicklung die entgegengesetzte Richtung nehme.

Dies ist überspitzt. Aber empfinden es viele Menschen nicht ähnlich?

Soeben noch voll von Erwartungen, Hoffnungen, im jugendlichen Gefühl, sich sein Stück Welt zu erobern, stellen sich die Niederlagen des Lebens ein. In der Regel wird es so sein, daß nur ein Teil der hochfliegenden Pläne realisiert werden konnte, und selbst wenn hier keine Unzufriedenheit herrscht: man fühlt mit den Jahren die Kräfte schwinden. Man glaubt, mit dem Elan der nachwachsenden Generation psychisch und physisch nicht mehr mithalten zu können – wie ein alternder Athlet, der nicht nur gegen den Konkurrenten ankämpft, sondern auch noch gegen die unerbittliche, stets das letzte Wort behaltende Zeit.

Dieses untergründige Gefühl hat seine Berechtigung, jedoch nicht in dem Sinne, wie man heute oft meint. Alt im Sinne von unflexibel und verbraucht – dies ist das Ergebnis einer verfehlten Lebensführung und durchaus nicht der notwendige Lauf der Dinge.

Wir altern heute unharmonisch, weil wir während der Phase der Hochleistung mit unseren Kräften Raubbau treiben, statt sie für die Zukunft zu bewahren und noch zu stärken.

Wir altern heute unharmonisch, weil wir darüber hinaus auch nicht mit den Jahren und dem Schaden klug werden; denn der Durchschnittsbürger achtet, wie man aus vielen Untersuchungen weiß, im Alter noch weniger auf seine Gesundheit als während seiner besten Jahren.

Wollen wir aber nicht ungerecht sein; viele Menschen streben nach einer bewußten Lebensführung und sind sich der oben aufgeworfenen Probleme und Fehlentwicklungen bewußt. Und jeder der dieses Buch zur Hand nimmt, wird in einem solchen, leider nicht alltäglichen Sinne sensibilisiert und bildungswillig sein. Diesem anerkennenswerten Bedürfnis wollen wir gerechtwerden.

Um zu verstehen, was das Vitamin C gerade im Hinblick auf ein harmonisches Altern so interessant und effektiv macht, müssen wir uns seiner Natur zuwenden und einigen wichtigen Aspekten seiner Entdeckungsgeschichte.

Vitamin C – Profil eines Alleskönners

In unserem Körper befindet sich, zusätzlich zu den täglich aufgenommenen Mengen, bei ausreichender Versorgung stets ein »Gesamtkörperpool« von 1,5 bis 2 Gramm Vitamin C. Hauptlagerstätten sind dabei Nebennierenrinde, Hypophyse, die Gelbkörper der Eierstöcke, Augenlinsen, Kammerwasser, Leber und andere Organe.

Nach Aussagen der Fachleute erweist sich das Vitamin als hilfreich und heilsam bei

- Skorbut (dies gab ihm seinen Namen: A-Scorbinsäure), gegen Infektionen,
- im Falle von Schwäche- und Erschöpfung,
- in Phasen der Rekonvaleszenz,
- als Begleiter und Förderer sportlicher Betätigung sowie als wertvolle Unterstützung
- bei Herzinsuffizienz,
- Magen- und Darmkrankheiten und praktisch allen
- Fehl- und Mangelernährungs-Erscheinungen (Dystrophie, Atrophie) und
- Ernährungsstörungen.

Mangelerscheinungen äußern sich auf verschiedene Weise: Bei Fehlen des Vitamins kommt es zum Skorbut mit Blutungen im ganzen Körper sowie neurologischen Störungen (Persönlichkeitsveränderungen, Depression).

Am häufigsten sind leichtere Formen des Mangels, verbunden mit Müdigkeit, Anfälligkeit für Infektionskrankheiten, Gelenkbeschwerden, Herz-Kreislaufstörungen, psychischen Beeinträchtigungen (Konzentrationsschwäche, Verstimmtheiten, Überempfindlichkeit), Kopfschmerzen, Schlafstörungen. Wie man sieht: es handelt sich um recht unspezifische Symptome, die sehr viele Ursachen sowohl seelischer wie körperlicher Natur haben können und deshalb in aller Regel nicht eindeutig auf die eigentlichen Wurzeln zurückgeführt werden können.

Für die Bedeutung des Vitamins spricht auch seine universelle Verbreitung. Man findet seine Spuren praktisch in jeder Zelle, ob nun bei Pflanze, Tier oder Mensch, wobei die folgenden Lebensmittel sich als besonders ergiebig erweisen:

- Hagebutten
- Schwarze Johannisbeeren
- Rote Paprika
- Kohl, Rosenkohl, Brokkoli
- Petersilie
- Zitrusfrüchte
- Kartoffeln

(Siehe hierzu nähere Angaben im Anhang dieses Buches.)

Und schließlich: die Askorbinsäure dient dem menschlichen Leben auf dreierlei Ebenen:

1. Als Nährstoff muß es zur Aufrechterhaltung der Lebensprozesse ständig verfügbar sein; wenn die Gesundheit noch nicht dahin ist, sich Bedrohungen jedoch konkret abzeichnen, wird es zum »Prophylaktikum«.
   Die Wissenschaft hat hierfür einen täglichen Bedarf von etwa 100 Milligramm (= 0,1 Gramm) ermittelt.
2. Als eine die Heilung unterstützende Naturarznei, wenn die Gesundheit verloren ist – nicht etwa als Medikament oder Therapie, sondern durch die vielfältigen positiven Einflüsse auf die lebenserhaltenden Organfunktionen.
   In diesem Falle wird es keinesfalls schaden, so sind sich die Fachleute einig, das Vitamin in Größenordnungen zwischen 100 und 200 mg zu sich zu nehmen.
3. Faszinierend ist die einmalige Chance, mittels noch höherer Vitamin-Gaben zusätzliche gesunderhaltende Effekte zu erzielen, die über die normale Vitaminwirkung hinausgehen. Die sog. Mega-Dosen, also 1 g Ascorbinsäure und mehr pro Tag, haben viele ernstzunehmenden Fürsprecher, und es soll in diesem Buch später noch ausführlicher davon die Rede sein.

Ein »reales Wissenschaftsmärchen« zu Beginn: »Die Zauberkraft der organischen Chemie«

1940: In Europa wütet der 2. Weltkrieg. Amerika ist – noch – weit weg und dort geht alles seinen gewohnten Gang.

In der Stadt Birmingham im Bundesstaat Alabama tragen sich hierbei Ereignisse zu, die märchenhaft anmuten und zu einer Zerreißprobe für die medizinischen Autoritäten der Zeit werden.

Im Hillman-Spital nämlich wirkt ein Arzt mit allergrößtem Erfolg, wobei er sich jedoch weigert, richtiggehende »Medizin« anzuwenden. Natürlich wird er damit zum Außenseiter, jedoch von einer neuen Art; denn er stützt sich nicht auf nebulöse, schwer faß- und widerlegbare Kräfte wie so mancher Quacksalber und Wunderdoktor zuvor, sondern auf die Wissenschaft und auf nichts als sie.

Der Name des Arztes ist Dr. Tom Douglas Spies, und sein Interesse gilt der Bekämpfung eines neuentdeckten Leidens: des »chemischen Hungers«.

Was verbirgt sich dahinter?

Etwas uns heute Wohlbekanntes; denn gemeint sind die Vitamine. Eben erst hat man ihre wahre Natur und ihren Rang innerhalb der menschlichen Gesunderhaltung entdeckt, hat überdies gelernt, ihre chemische Struktur zu ergründen und diese Spurenstoffe der Natur im Labor nachzubauen.

Viele bislang rätselhaften Erkrankungen, die auf Unterversorgung mit bestimmten Vitaminen beruhten, konnten nunmehr wirksam und nachhaltig angegangen werden.

Dr. Spies fragte sich jedoch, ob man schon genug getan hat, wenn man einfach jene Defizite beseitigte, die zu ausgeprägten Mangelzuständen führten. Konnte man nicht den Menschen – der von Kindesbeinen an bekanntlich stets von irgendwelchen körperlichen Mißbefindlichkeiten und Mißhelligkeiten geplagt wird – vielleicht rundherum gesund machen, indem man den möglicherweise bislang unerkannt vorhandenen »chemischen Hunger«, das Verlangen nach Vitaminen, umfassend stillte?

Dr. Spies beginnt damit, das Naheliegende in Angriff zu nehmen.

In den Südstaaten ist die Pellagra immer noch weit verbreitet, ein Leiden, das unter der ärmeren Bevölkerung grasiert und oft zum Tode führt. Im Hillman-Spital bekommt der Patient Nikotinsäure – vorzugsweise in Form von Brauereihefe, die den ganzen B-Vitamin-

Komplex aufweist –, mit der Folge, daß die Patienten innerhalb kürzester Zeit genesen und die Klinik wieder verlassen können.

Auch Skorbuterkrankungen und ihre Anfangsstadien sind in diesen kargen Landstrichen durchaus an der Tagesordnung. Hier hilft, fast von heute auf morgen, reines Vitamin C, verabreicht in hoher Tagesdosierung.

Entzündungen der Augen behandelt man mit Vitamin B_2 (Riboflavin).

Spies systematisiert die Vitaminbehandlung und formt sie zu einer »lebenserhaltenden Macht«. Auf alle Beschwerden weiß er allmählich eine Antwort aus seinem chemischen Arsenal verblüffend wirksamer, der Natur abgeschauter Arzneien. Schließlich buchstabiert sich sein ganzes therapeutisches Repertoire nach der Formel A-B-C-D-E – er behandelt nahezu ausschließlich mit Vitaminen.

Man könnte dies nun Verschrobenheit nennen – und die Kollegen im Land haben dafür noch vernichtendere Urteile –; was aber nicht hinwegzudiskutieren ist: Dr. Spies hat Erfolg. In der Klinik ist man stolz auf diesen Mitarbeiter, in dessen Abteilungen keine Todesfälle zu beklagen und kurze Aufenthalte die Regel sind.

Man spricht sogar davon, daß dort Heilungen vonstatten gehen, die an Wunder grenzen – Wunder allerdings auf streng naturwissenschaftlicher Grundlage (wenn es denn so etwas gibt); denn nichts ist wunderbarer als das Selbstheilvermögen des Organismus, dem alle jene Elemente zur Verfügung gestellt werden, die er für seine Selbstbehauptung braucht.

Wie eine Bombe schlug es schließlich ein, als das Magazin »Readers Digest« über Dr. Spies' Kampf gegen den Vitaminhunger berichtet.

Eine Lawine wird losgetreten. Zehntausende von Leserbriefen geben Zeugnis davon, wie brisant das Problem geworden ist. Denn allmählich war es unübersehbar geworden, daß die Medizin den eigentlichen, großen Herausforderungen noch weitestgehend hilflos gegenüberstand, z.B. den stark zunehmenden Herz-Kreislauf-, Krebs- und Stoffwechselleiden; waren diese vielleicht, wie ein bekannter zeitgenössischer Medizinautor es damals formulierte, nichts als die »sichtbaren Fratzen des in den Tiefen lauernden chemischen Hungers, der viele von uns – besonders, wenn wir älter werden – zu den nur halb lebendigen Kreaturen macht, die wir tatsächlich sind«? Und hatte Dr. Spies vielleicht endlich das Fanal zur erhofften Wende gegeben?

Allerdings: die staatliche Gesundheitspolitik machte massiv Front gegen solche, wie sie argwöhnte, Sensations- und Jahrmarkts-Medizin. Man ging auf Abstand.

Und dies nicht nur aus Unkenntnis und Ignoranz.

Denn in aller Regel stieß die Behandlung mit isolierten Vitaminen rasch an enge Grenzen. Um volle Effektivität zu entfalten, mußten sie in schwer zu entschlüsselnde und künstlich zu steuernde Wechselwirkungen mit anderen Mikroelementen eintreten.

Auch Dr. Spies hatte dies erkannt, und er propagierte in der Folge die Herstellung von komplexen Vitamin-Gemischen, die mehrere Wirkstoffe in sich vereinigten (und wurde damit, heute praktisch vergessen, zum Vater des gegenwärtig in den USA in Blüte stehenden Vitamin-Rummels). Die Blaupause für solche Präparate sollte die Natur bieten, die in ihren pflanzlichen Hervorbringungen solche Komplexe überall in Gestalt der Lebensmittel anbietet – diesen »lebendigen« Vorbildern sollte bei der gezielten Nahrungsergänzung mit Mikronährstoffen gefolgt werden, nur eben gewissermaßen in gesteigerter Form, höher dosiert.

Dr. Spies ging natürlich von der üblicherweise verzehrten Kost des Durchschnitt-Amerikaners aus. Diese genügte bei weitem nicht dem was man heute als selbstverständliche Forderung von seiten der Wissenschaft an eine gesunde Ernährung stellt. Auf dem Speisezettel standen – schon damals – Unmengen an isolierten Kohlenhydraten (Weißmehlprodukte, Zucker), Fetten, Fertiggerichten – also von hochverarbeiteter, wirkstoffarmer Nahrung.

Heute sind wir klüger. Wir wissen, daß das Leben selbst am besten für das Leben zu sorgen in der Lage ist. Es bedarf dazu natürlich keiner künstlicher Multi-Vitamin-Gaben, die immer nur unzulänglich jenes natürliche Wirkstoffverhältnis widerzuspiegeln vermögen, an das unser Stoffwechsel durch lange Epochen seiner Evolution angepaßt ist.

Lebensmittel mit der gewünschten hohen Wirkstoffdichte gibt es zwar gewiß nicht wie Sand am Meer, doch sie sind da und verfügbar. Hinsichtlich der B-Vitamine ist das Getreide zu nennen und als unübertroffene Quelle die Brauereihefe (Bierhefe).

Beim Vitamin A sind es die gelben Gemüse (ß-Carotin).

Das Vitamin C bildet hier jedoch eine Ausnahme, die die Regel bestätigt, ein Umstand, der noch ausführlich im folgenden behandelt werden wird. Isolierte Gaben Ascorbinsäure können durchaus keinen Schaden anrichten, und auf den ersten Blick übertrieben anmutende Mengen des Vitamins vermögen sogar zusätzlichen Nutzen zu stiften.

So ist das Vitamin C der eigentliche Träger jener von Spies beschworenen »Zauberkraft der organischen Chemie«, die auch heute noch – oder wieder – viel Hoffnung für den Menschen und sein Gesundheitsschicksal spendet.

Falsch programmiert? – Über das rätselhafte menschliche Unvermögen, Ascorbinsäure selbst zu produzieren

Die etwas komplizierte Überschrift bezeichnet ein komplexes Problem, das so manchen Forscher hat verzweifeln lassen.

Denn der Mensch nimmt innerhalb der Galerie der Geschöpfe eine Sonderstellung ein (zusammen mit nur wenigen, recht unterschiedlichen anderen Spezies: den Meerschweinchen, Primaten, einige Insekten und Singvogelarten): er vermag das so dringend nötige Vitamin C nicht selbst im Organismus bei Bedarf zu produzieren, ist gewissermaßen, wie Prof. Paul Lüth dies einmal formulierte, ein »Vitamin C-Behinderter« und deshalb auf Gedeih und Verderb auf die Zufuhr von außen angewiesen.

Die Pflanzen und fast alle Tiere sind ihm also in diesem Punkt überlegen.

Wie soll man sich diese Erscheinung erklären?

Mit ziemlicher Sicherheit kann man davon ausgehen, daß das Vermögen zur Vitamin C-Herstellung einstmals unseren entwicklungsgeschichtlichen Vorläufern durchaus zueigen war.

Irgendwann jedoch ging die Fähigkeit verloren – was ohne Schaden geschehen konnte, weil die zur Verfügung stehende Nahrung reichlich Vitamin C enthielt. Dies leuchtet ein, wenn man sich z.B. bewußt macht, daß die Wildformen unserer Gemüsepflanzen sehr viel größere Mengen an diesem Wirkstoff aufweisen als die später daraus gezüchteten ertragreichen Sorten.

Ein Erklärungsansatz ergibt sich aus folgender Überlegung: Der Erfolg eines Lebewesens, so hat man in der Evolutionsforschung erkannt, hängt damit zusammen, ob es sinnvoll zu »delegieren« versteht. Beispielsweise alle im Stoffwechsel notwendigen Substanzen *selbst* zu erzeugen, erfordert einen unerhörten Aufwand und viel Energie. Verliert der Körper etwa durch eine Mutation die Fähigkeit, eine bestimmte Aminosäure (einen Eiweißbaustein) aufzubauen, so kann ihm dies zwar zum Verhängnis werden. Ist dieser Stoff jedoch gleichzeitig in der Nahrung reichlich vorhanden, so hat das selbe Individuum einen »Selektionsvorteil«; die Artgenossen, die ihre Kräfte »unnötig« verbrauchen (nämlich etwas eigentlich Überflüssiges herzustellen), sind weniger konkurrenzfähig und verlieren im Wettbewerb der Natur leichter.

Ähnliche Vorgänge müssen hinsichtlich des Vitamin C stattgefunden haben, als sich eine Entwicklungslinie, an deren Ende der Mensch stand, von anderen abspaltete und sich dadurch »auszeichnete«, Ascorbinsäure nicht selbst im Körper synthetisieren zu können.

Ein solches Delegieren hat jedoch, wie wir alle aus dem eigenen Leben wissen, seine Risiken. Kurzfristig und langfristig. Denn die Lebens-, Umwelt- und Nahrungsverhältnisse wandelten sich im Verlaufe der Erdgeschichte ständig, und sie taten es gerade für den Anpassungskünstler Mensch in sehr extremer Weise: er lernte zu leben und zu überleben im subtropischen Regenwald, als Nomade in Steppen und am Rande der Wüste, in den gemäßigten Zonen, nördlicheren Regionen mit kargem Nahrungsangebot im Winter und sogar umgeben vom Eis der Arktis.

Bei allen diesen Abenteuern mußte der Mensch jedoch auch teuer dafür bezahlen, die Vitamin C-Versorgung an andere abgetreten zu haben. Mochte das Vitamin C-Angebot unter den Bedingungen einer ursprünglichen, subtropischen Fauna noch überreichlich ausgefallen sein, so kehrte mit unwirtlichen äußeren Verhältnissen, mit Eiszeiten und zuletzt den raffinierten Neuerungen der Zivilisation der Mangel in seiner nackten, unerbittlichen und unerkannten Gestalt vor allem in die Hütten aber auch in die Paläste ein.

Der Mensch wurde allmählich zum Opfer einer weit zurückliegenden Entscheidung (man vermutet mindestens 25 Millionen Jahre) der Schöpfung, ohne die Hintergründe für seinen Kummer und seine Beschwernisse auch nur erahnen zu können. Erst unserem Jahrhundert blieb es vorbehalten, diese »Schwachstelle« unserer Existenz mit einem geschärften naturwissenschaftlichen Instrumentarium zu erkennen – und nun ist es an uns, die richtigen Schlüsse daraus zu ziehen!

Tausendfacher Tod auf See

Wie und warum dem auch immer so sei: plötzlich war das Unglück da. Der Mensch, wie er sich in der Evolution behauptet hatte, lebte gewissermaßen mit einer eingebauten Zeitbombe – und diese, die im verborgenen lange schon Opfer gefunden hatte, ging spektakulär hoch, als z.B. zur Zeit der großen Entdeckungsfahrten zu See neue Lebensverhältnisse geschaffen wurden. Die Seefahrer, die neuen Kontinenten zustrebten, waren monatelang, ja oft jahrelang fern von fruchtbaren Küsten. Sie hatten einen Proviant an Bord, der in höchstem Maße ungenügend war: zweifach gebackener Zwieback, getrocknetes Fleisch z.B. Für einige Wochen konnte man sich damit »über Wasser halten«; auf Dauer jedoch rächte sich nun das spezifisch menschliche Gebrechen: seine Handicap in Sachen Vitamin C.

Manche legen deshalb die Geburtsstunde des Skorbuts, der akuten Vitamin C-Mangelkrankheit – fälschlich etwa auf das 15. Jahrhundert. Denn seinerzeit begannen Spanien, Portugal, die Niederlande, England und andere Nationen mit ihren weltumspannenden Entdeckungsfahrten, die sich heute noch spannend nachempfinden lassen.

Das Drama des Skorbuts ist jedoch früher anzusetzen, was nach dem zuvor Gesagten nur zu verständlich ist. Knochenfunde aus der Stein-, Bronze und Eisenzeit weisen beispielsweise charakteristische Veränderungen auf, wie sie für Vitamin C-Mangel-Symptome charakteristisch sind.

Sehr bemerkenswert ist es auch, daß schon der Grieche Hippokrates (ca. 460-370 v.Ch.), Urvater des ärztlichen Standes, bei Kriegern Symptome feststellte, die an Skorbut gemahnten.

In größerem Maßstabe traf es jedoch zuerst eine selbst sehr unerbittliche und widerstandsfähige Gruppe von kompromißlosen mittelalterlichen Zeitgenossen: die Wikinger oder Nordmannen, die ganz Europa zeitweise in Angst und Schrecken hielten.

Man weiß heute, daß um die Wende zum Jahr 1000 n.Chr. der Skorbut wie eine Seuche innerhalb der Wikinger-Flotten wütete:

»Einer großen Anzahl der Besatzungsmitglieder begann aus unbekannter Ursache das Zahnfleisch zu bluten. Die Augen waren mit dunkeln, blauen Ringen umzeichnet und lagen eingesunken in den blassen Gesichtern. In der Gegend der Arm- und Beingelenke bildeten sich blutige Streifen und sehr schmerzhafte Verdickungen,

Ödeme, aus denen, wenn sie aufgerissen wurden, eine wässrige Flüssigkeit quoll, die in ihrem Aussehen an dicke Milch erinnerte« (Helmuth M. Böttcher).

Diesem ernsthaften, die sagenumwobene Kampfkraft der Truppe untergrabenden Leiden gab man den Namen »Skyrbjur«. Die für andere Völkerschaften kompliziert auszusprechende sprachliche Fügung verballhornte man dann – so eine von mehreren Deutungen – zu »Scharbock«, woraus sich schließlich die latinisierte Bezeichnung »Scorbutus« ergab.

So richtig zum beständigen Begleiter des Menschen wurde der Skorbut dann jedoch, wie erwähnt, erst mit den systematisch betriebenen Erkundungsfahrten zur See. Um das Ausmaß des Problems einzuschätzen, muß man nur in Erinnerung rufen, daß der Weltumsegler Vasco da Gama im Jahre 1498 bei seiner berühmten »Fahrt um Afrika« von 160 Besatzungsmitgliedern mehr als 100 Mann durch Skorbut verlor. Während der ersten Weltumseglung verlor Magalhaes in den Jahren 1519-1522 nicht weniger als neun Zehntel seiner Leute, ob nun Seemänner oder wissenschaftliche Begleiter. Noch hundert Jahre später starben tausende von britischen Seeleuten diesen vermeidbaren »Seemannstod«.

Denn vermeidbar war die Krankheit. Das wußte man schon sehr bald. Mit Verwunderung hatte man zur Kenntnis genommen, daß z.B. einige Zwiebelknollen den Besitzer wie durch magische Kräfte vor einer Erkrankung schützten. Dies, so schien es, waren jedoch wohl aus »Seemannsgarn« gestrickte Geschichten. Die Medizin der Zeit griff sie jedenfalls nicht auf.

Anders diejenigen, um deren Haut es ging: Bekannte Seefahrer waren früh auf der richtigen Spur. Der Portugiese Ronssos empfahl bereits um die Mitte des 16. Jahrhunderts Apfelsinen als Gegenmittel gegen den Skorbut. Auf Salomon Albertos geht es zurück, daß im 17. Jahrhundert auf allen niederländischen Schiffen Sauerkraut mitgeführt werden mußte. Es wurden sogar versucht, an Bord Gemüse zu ziehen und die Anlage entsprechender Gärten in den einzelnen Handelsstationen auf den Handelsrouten wurde zur Pflicht.

Berühmtheit erlangte jedoch vor allem Captain James Cooks Kreuzzug gegen den Skorbut. Er folgte einer Devise, die bereits 1601 von seinem Landsmann Admiral Lancester ausgegeben worden war: jeder Matrose sollte täglich 3 Teelöffel Zitronensaft zu sich nehmen. Cooks Denkschrift zur »Praxis der Lebenshaltung auf

Schiffen«, eingereicht bei der Royal Society, wurde für die Zukunft wegweisend.

Exkurs: Eine Vitamin C-Geschichte: Wie der »Lebensbaum« zu seinem Namen kam

Mitte des 16. Jahrhunderts. Der amerikanische Kontinent wird erschlossen. Kapitän Jacques Cartier wird auf seiner Fahrt nach Neufundland, heute Teil Kanadas, im Eis des Sankt-Lorenz-Stromes eingeschlossen – ein Mißgeschick, auf das man sich eingestellt hat. Für Verpflegung ist auf jeden Fall gesorgt: eingesalzenes Fleisch in großen Mengen steht zur Verfügung.

Da ereignet sich urplötzlich die Katastrophe. Auf dem kleinen Kosmos des Schiffes hallt der Schreckensruf: »Pest an Bord!« Immer mehr Matrosen verlieren ihre Kräfte, das Schiff ist bald ein einziges Lazarett, und zwischen 107 schwerkranken Patienten bewegen sich am Ende ganze 3 halbwegs gesunde Besatzungsmitglieder, denen der Schrecken und die Furcht vor Ansteckung ebenfalls ins Gesicht geschrieben steht.

Keine Arznei der Bordapotheke vermag Linderung zu verschaffen. Schon sind 25 Seeleute der »Epidemie« zum Opfer gefallen. Sie Lagen scheint aussichtslos.

Da naht, wie ein Gnadenakt des Geschicks, die Rettung in unerwarteter Gestalt. Über die geschlossene Eisbrücke erhält das einsame, eingeschlossene Schiff und seine hilflose Besatzung Besuch von eingeborenen Indianern. Als Gastgeschenk bringen sie eine auf den ersten Blick befremdliche Gabe mit ins Lazarett: einen Korb voll Laub, wie es scheint. Dies, so macht man Cartier deutlich, sollen die weißen Männer essen, und sie würden gesund werden. Nicht sehr überzeugt, aber nach dem Sprichwort: »In der Not frißt der Teufel Fliegen«, hält man sich an den Rat und muß es nicht bereuen. Die indianischen Besucher (seit längerem Zaungäste des Dramas an Bord aus der Ferne) haben nicht zuviel versprochen: die Seeleute erholen sich nach Verzehr des Blattwerks erstaunlich schnell. Ein Großteil der Besatzung wird gerettet – und dies alles, wie sich herausgestellt, mit Hilfe junger Triebe und Zweigspitzen des Tujabaumes!

Hat man wohl, so fragt man sich in der Mannschaft, hier in den öden und entlegenen, menschenfeindlichen Breiten ein Gegenmittel gegen Seuchen und die Seefahrer-Krankheit entdeckt?

Wie auch immer: voll Erleichterung und Dankbarkeit gibt man der Wunderpflanze, die das ganze Unternehmen vor der Katastrophe bewahrte, den Namen »Lebensbaum« – ein Name, der sich bis heute erhalten hat und damit bis in unsere Tage von der faszinierenden Kraft zeugt, die den Spurenstoffen in der Natur und der menschlichen Ernährung – in diesem Falle des Vitamin C – für das Überleben in Gesundheit zukommt.

Der Freund wird eingekreist

Trotzdem: der Irrglaube vom Skorbut als ansteckender Sucht, vergleichbar der Pest oder Cholera, sollte sich weitere 300 Jahre behaupten und geisterte noch um das Jahr 1913 durch verschiedene medizinische Lehrbücher.

Die Wahrheit ist jedoch nicht aufzuhalten. Vor dem 1. Weltkrieg, im Jahre 1912, wird der Skorbut als Avitaminose, also in seinem wahren Wesen erkannt. Ein glücklicher Zufall trug dazu bei. Denn die Forscher Holst und Fröhlich wählten für ihre Ernährungsversuche ausgerechnet Meerschweinchen, Tiere aus jener ganz seltenen Gruppe von Lebewesen also, die, wie wir bereits gesehen haben, das Vitamin nicht selbst in ihrem Körper erzeugen können. Durch das Verabreichen einer Mangelkost konnte man nun bei diesen Tieren leicht die mit dem Skorbut verbundenen Krankheitserscheinungen beobachten – und vor allem konnte man exakt untersuchen, was wirksam Abhilfe schuf.

Und siehe da – es waren die bekannten Arzneien aus dem Obst- und Gemüsegarten, vor allem eben Zitronen- und Orangensaft.

Nun begann das spannende Spiel, auf das sich die moderne Forschung so großartig versteht: Man schlußfolgerte ganz richtig, daß es sich um einen besonderen Wirkstoff handeln mußte, der in verschiedenen Lebensmitteln vorkam, daß die Heilwirkung also nicht von der jeweiligen Frucht bewerkstelligt wurde. Diesen unbekannten »sogenannten zusätzlichen Nahrungsfaktor«, dem der amerikanische Forscher Drummond vorab im Jahre 1920 schon einmal einen Namen, und zwar Vitamin C, gab, galt es nun einzukreisen, indem man alle anderen, gleichgültigen Faktoren eliminierte.

Jedoch: nicht die Zitronen oder Apfelsinen gaben zuerst das Geheimnis preis. Es war der Kohl, in dessen Blättern der Forscher N. Bezssanoff zuerst auf den geheimnisvollen Lebensstoff stieß und ihn in reiner Kristallform darstellte (1922-1925). Zehn Jahre später folgten solche Nachweise für Zitrus-Preßsaft und für Paprikaschoten. Als eigentlicher Entdecker der Ascorbinsäure gilt ein Ungar, nämlich der berühmte Ernährungsphysiologe Albert von Szent-Györgyi, der sie aus Nebennierengewebe gewann, sie vorläufig »Hexuronsäure« nannte, jedoch schon früh dahinter das von vielen Forschern gesuchte Vitamin C vermutete. 1937 wurde Szent-Györgyi für seine Arbeiten mit dem Nobelpreis für Physiologie und Medizin ausgezeichnet.

Die Medizin-Revolution

Innerhalb von nur wenigen Jahrzehnten machte die Medizin seit der Mitte des 19. Jahrhunderts und schon etwas davor eine Schüttelkur nach der anderen durch.

Louis Pasteur war zum Trauma für viele ergrauten Autoritäten geworden. Er hatte das vertraute Weltbild bis auf die Grundmauern erschüttert und die Medizin aus den Sphären der Spekulation und der Philosophie (begleitet von einer großen praktischen Hilflosigkeit und Unzugänglichkeit), in denen sie sich gerne erging, mitten ins naturwissenschaftliche Geschehen gestoßen.

Er und seine immer zahlreicher werdenden Anhänger bewiesen, daß es konkrete Ursachen für bislang völlig falsch interpretierte Krankheiten wie Tuberkulose, Pocken, die Pest oder Cholera gab.

Dem Menschen und seiner Gesundheit erwuchsen urplötzlich ganze Heerscharen neuer Feinde, die ihm ans Leder wollten, und die er, noch schrecklicher zu denken, nicht sehen konnte.

Hysterische Angst vor Keimen war die Folge, verschwistert mit der naiven Hoffnung, von allen Gebresten erlöst zu werden, wenn der Vernichtungsfeldzug gegen das unsichtbare Verderben dereinst gewonnen sein würde.

Auch in dieser Zeit jedoch wurde der Keim für jenes Modell der Gesundheit gelegt, das dieses illusionistische Trugbild würde dereinst ablösen können. Und hierfür ist die Geschichte der Entdekkung des Vitamin C, wie wir sie oben umrissen haben, das aussagekräftigste Beispiel. Denn hieran zeigte sich folgendes: nicht nur gibt es in unserer Lebensumwelt viele unsichtbaren Faktoren, die uns an Leib und Leben bedrohen, gegen die wir uns wappnen müssen. Nein – wichtiger noch ist der Umstand, daß offensichtlich in der Nahrung auch Stoffe vorkommen, die unsere Lebenskräfte stärken. Stehen sie uns nicht zur Verfügung, so unterliegen wir als Organismus leichter und schneller.

Hier wurde ein neues Prinzip geboren, Gesundheit berechenbar zu machen und uns aus den Fängen der Abhängigkeit vom willkürlichen Spiel des Geschicks zu befreien.

Wie es offenkundig war, daß Bakterien Krankheiten auslösen können, so lernte man allmählich, daß es – vor allem in der Nahrung – Wirkungsglieder gab, die verlorene Gesundheit wiederherzustellen vermochten oder gefährdete aufrechtzuerhalten.

Als früher, nachdenklicher Zeuge hierfür sei der österreichische Feldarzt Johann Kramer genannt, der 1720 angesichts von Skorbutfällen im Heer die Überlegung anstellte: »Skorbut ist eine schreckliche Krankheit, für welche eine Kur in der besten Apotheke nicht zu finden ist. Pharmazie hilft ebensowenig wie Chirurgie. Man kann versuchen, das Zahnfleisch zu reiben, die steifen Gelenke mit Fett einzureiben, alles vergeblich. Kann man aber grüne Gemüse erhalten, kann man eine Menge der edlen, antiskorbutischen Säfte herstellen, stehen Apfelsinen, Limonen oder Zitronen zur Verfügung, dann ist man imstande, das schreckliche Unheil ohne Hilfe von außen zu kurieren«.

Gesundheit, so klärte sich allmählich ein neues medizinisches Verständnis, ist weniger eine Frage von Medikamenten, einer Einflußnahme »von außen«, der Intervention, des massiven Eingreifens. Vielmehr liegt des Rätsels Lösung im Binnenraum unseres Körpers begründet, darin, daß er über die Hilfskräfte und Voraussetzungen ausreichend verfügen kann, die er zur Aufrechterhaltung der Lebensprozesse in ihrer ganzen Fülle nötig hat. Und das Vitamin C gehört zu einer der effektivsten Hilfsquellen, welche die Natur »ausgeknobelt« hat, um das so wunderbar vielgestaltige Leben gegenüber seinen Anfechtungen zu behaupten.

Zurück bleibt ein weißes Pulver

Jahrhundertelang hatte man gerätselt, welche Kraft es wohl war, die z.B. in frischem Gemüse oder in Zitronen die zerstörerische Macht der Seefahrerkrankheit zu bannen vermochte.

Nach rastlosem Isolieren, Zentrifugieren, nach endlosen Vergleichen, Versuchsreihen, Tests, Irrtümern blieb zurück: ein weißes, farbloses Pulver, chemisch gesehen ein Zucker und von saurem Geschmack. Exakt am 15. Juli 1932 gelang es bei Merck in Darmstadt, aus frischen Paprikafrüchten, Konzentraten von Kohl und Zitrusfrüchten die ersten reinen Ascorbinsäure-Kristalle zu isolieren. Aller Anfang ist schwer: weitere 5 Monate benötigte man dazu, gerade ein halbes Gramm des Vitamins »zusammenzukratzen« und sie für wissenschaftliche Untersuchungen zur Verfügung zu stellen. Dann war schließlich die chemische Struktur zur Genüge enträtselt und so die Voraussetzung dafür geschaffen, mit der systematischen Produktion des Wirkstoffes zu beginnen. Heute läßt sich dies einfach, schnell und außerordentlich preiswert bewerkstelligen.

So unscheinbar die Substanz auch scheint – sie gehört zu den Stoffen, die unsere Gesundheit »machen«. Und sie tut dies, wie wir noch sehen werden, auf sehr variantenreiche Weise.

Am faszinierendsten ist sicherlich ihre Wirkung als sog. Katalysator.

Enzyme – Stoffaustausch im Zeitraffer

Physiologisch gesehen verkörpert die Ascorbinsäure unter anderem ein Prinzip, ohne das höheres Leben nicht möglich wäre: die katalysatorische Beschleunigung. Denn beispielsweise die unterhaltsamen Explosionen, wie sie den Chemieunterricht in der Schule so kurzweilig gestalten, kommen im normalen Elemente-Leben, im Lebenslauf der Moleküle kaum vor. Chemische Umsetzungen gestalten sich im Gegenteil eher träge, bedürfen langer Zeiträume – und die leibliche Seite unserer Existenz fußt auf dieser »Chemie«. Um zu wachsen, unsere Anpassungsfähigkeit, Beweglichkeit zu sichern, um alle die tausenderlei ständig ablaufenden körperlichen Funktionen aufrechtzuerhalten, bedarf es der Beschleunigung, eines »befeuernden« Prinzips, das die Glut immer wieder anfacht. Für das Leben ist es notwendig, daß diese Prozesse auf sehr viel höherer Drehzahl, hochtouriger laufen als es die Umstände zulassen.

Wie konnte die Natur dieses Dilemma so offenkundig erfolgreich lösen?

Die Antwort darauf sind die Katalysatoren (Enzyme, Mineralstoffe, Vitamin C). Sie bewirken gewissermaßen einen »Turbo-Effekt«; ihre Gegenwart beflügelt die an chemischen Reaktionen beteiligten Stoffe, so daß der Aufbau von notwendigen Substanzen wie in einem Zeitraffer beschleunigt wird.

Der Begriff: »ihre Gegenwart« muß buchstäblich verstanden werden. Denn Katalysatoren gehen nicht in die Verbindungen ein, die sie schaffen. Sie müssen nur anwesend sein, sie sind das »Zauberwort«, das fortwirkend erlaubt, uns als Organismus frei in der sonst starren und relativ beständigen umgebenden Materie zu bewegen.

Bereits Anfang des 19. Jahrhunderts erkannte man den Stellenwert dieses Phänomens, das der deutsche Chemiker Eilhard Mitscherlich als »Zersetzung durch Kontakt« charakterisierte: »Es liegt an der Oberfläche mancher Stoffe, daß sie die Fähigkeit besitzen, Entstehen und Zerfall von Verbindungen zu veranlassen, ohne daß sie selbst in die Verbindung eintreten«. In eben solcher Weise fungiert das Vitamin C – neben Fermenten, Hormonen, Spurenelementen – als überaus gefragtes Agens innerhalb der Lebensprozesse, einer Funktion also, wie das Vitamin uns in vielfach neuer Gestalt oder neuen Gewändern immer wieder in der Darstellung entgegentreten wird.

Tausendundeine Wirkung

Betrachtet man alle Eigenschaften, welche die Ascorbinsäure im Organismus des Menschen entfaltet, so drängt sich der Eindruck auf, es mit einem universellen lebenserhaltenden Mittel zu tun zu haben. Hier nur ein stichwortartiger Überblick:

Vitamin C ist Teil jenes Systems, das im Körper für eine **wirksame Entgiftung** sorgt, also für die Abfuhr und Entschärfung von »Sondermüll«. Wir werden auf diesen Punkt noch ausführlicher zu sprechen kommen.

Ascorbinsäure bildet eine unverzichtbare Voraussetzung für das Funktionieren des **Immunsystems**. Jeder Mangel schwächt die Körperabwehr empfindlich, z.B. gegen Erkältungen, Allergien oder Krebszellen, wie sie sich im Körper ständig bilden. Vitamin C-Mangel, so erkannten die Forscher bereits vor über 50 Jahren, »stößt der Invasion von Krankheiten die Pforten auf«!

Sog. Redox-Funktion: Vitamin C schützt Organe und Gewebe – vor allem das Zentralnervensystem (Gehirn und Rückenmark) – vor der zerstörerischen Wirkung von »freien Radikalen«. Als **Antioxidans** nimmt es diesen gefährlichen Altmachern ihren Stachel. Dieser Vorgang ist in den vergangenen Jahrzehnten ins Zentrum der Altersforschung gerückt.

Vitamin C bringt nicht nur sich selbst aufwertend in die Nahrung ein, es verbessert auch die Aufnahme des Spurenelementes **Eisen** ins Blut ganz nachhaltig. Darüberhinaus ist es wichtig für den **Fett- und Kohlenhydratstoffwechsel**.

Das Vitamin hat Anteil an der Bildung der roten Blutkörperchen und der Hormonsynthese, wird zum Aufbau von **Neurotransmittern** (= Nerven-Botenstoffe) gebraucht und unterstützt das Gehirn überdies bei der Proteinverwertung.

Es fördert die Wundheilung bei Verletzungen und bessert das **Hautbild**, bewahrt davor, daß sich vorzeitig Falten, Runzeln, spröde Haut ausprägen.

Vitamin C ist notwendig für die **Kollagen-Synthese** (= Bindegewebe), und es wird dadurch, wie einmal gesagt wurde, zum »Kitt« für die Abermillionen Körperzellen. U.a. profitiert davon auch das Gefäßsystem, das intakt und funktionstüchtig, durchlässig und geschmeidig bleibt, was wiederum für einen guten Stoffaustausch und Entschlackung sorgt.

Schließlich hilft Vitamin C dabei, Streßfolgen zu begrenzen und übermäßigen geistigen und körperlichen Anforderungen zu begegnen. Es wirkt der mit solchen Lebenslagen verbundenen »Erschöpfung der Hormondrüsen« entgegen.

50 Jahre Irreführung der Öffentlichkeit? Der Fall Szent-Györgyi

Ist Wissenschaft nicht oft »Irreführung der Öffentlichkeit«, und zwar allein schon deshalb, weil ihre Tatsachen von heute die Irrtümer von morgen sind und alles Wissen sich in ständigem Fluß bewegt?

Man könnte wirklich zu einer recht harten Abrechnung mit vielen Moden des Wissenschaftsbetriebes kommen, wenn man nur die letzten 50 Jahre Revue passieren läßt, und wenn man nicht zuletzt einen Blick auf die Aufnahme der Ascorbinsäure innerhalb der Medizin wirft.

Hier nur eine kleine Episode, ein aktuelles Beispiel. In einem Beitrag zur medizinischen Vitaminforschung lesen wir über Szent-Györgyi, den großen ungarischen Gelehrten und Namensgeber der Ascorbinsäure folgendes:

Der bedeutende Physiologe habe, steht da, nach seiner Entdekkung das Interesse an dem Vitamin verloren und sich nie wieder damit beschäftigt.

Die Botschaft ist klar, und sie ist als deutlicher Seitenhieb zu verstehen gegen die nachfolgenden Bewunderer und Propagandisten des Vitamins.

Doch wie verhält sie sich zur Wahrheit?

Dazu lassen wir am besten den Beteiligten selbst zu Wort kommen:

Vor etwa 20 Jahren führen zwei »Greise« einen lebhaften Briefwechsel. Einer der alten Herren ist Linus Pauling, zweifacher Nobelpreisträger und vierzigfacher Ehrendoktor, Chemiker und neuerdings Spezialist für Ernährungsmedizin, 71 Jahre alt.

Sein Briefpartner: eben jener Nobelpreisträger-Kollege, Dr. Albert Szent-Györgyi, der, wie es die gelehrte Welt wissen will, seiner eigenen Erfindung, der Ascorbinsäure, überdrüssig geworden war und keinen Gedanken mehr daran verschwendete; in fast ebenso zahlreichen Ehren wie Linus Pauling ergraut, steht der Forscher im 78. Lebensjahr.

Pauling, voll jugendlich anmutenden Pioniergeistes und erfüllt von der Überzeugung, mit dem Vitamin C ein zentrales Prinzip menschlicher Gesunderhaltung (wieder) aufgespürt zu haben, drängt es danach, zu erfahren, wie Szent-Györgyi im Abstand von fast einem halben Jahrhundert sein Entdeckungswerk nunmehr beurteilt.

In gedankenklarer, einfacher Sprache antwortet ihm sein Briefpartner folgendes:

Er habe von Anfang an das Gefühl gehabt, daß die Medizin im Hinblick auf das Vitamin C die Öffentlichkeit in die Irre führte. Denn es werde ein grundlegender Fehlschluß gezogen: Ohne Ascorbinsäure bekommt der Mensch Skorbut – bekommt er keinen Skorbut, ist alles in Ordnung. Eine solche Einschätzung hielt Szent-Györgyi für einen fundamentalen Irrtum. Nichts sei allein durch das Fehlen ausgeprägter Skorbut-Symptome »in Ordnung«. Denn Skorbut sei alles andere als ein erstes Zeichen des Mangels, sondern ein akutes Vortodes-Syndrom. Von dieser Verfassung bis zur vollständigen Gesundheit sei es ein unendlich weiter Weg, und diese Distanz zu überbrücken bedürfe es sehr viel mehr Vitamin C als üblicherweise empfohlen. Szent-Györgyi gab an, täglich etwa 1 g Vitamin C einzunehmen, wobei er jedoch nicht überzeugt war, daß damit schon die optimale Dosis erreicht sei.

Es ist leider so: bei vielen Auseinandersetzungen geht es nicht um eine schrittweise Enthüllung der Wahrheit durch Austausch von Argumenten und neue Blickwinkel. Ziel ist oft die Verschleierung der Wirklichkeit um der Erhaltung bestimmter Weltanschauungen willen (die sich im übrigen doch nicht auf Dauer halten lassen), meist mit den Mitteln moralischer Herabsetzung.

Gerade wenn es um das Wohl des Menschen geht, sollten jedoch nicht Dogmen die Fakten überwuchern. Nichts rechtfertigt heute die immer noch in manchen Fachkreise geradezu reflexartig eingenommene Abwehrhaltung zum Vitamin C. Das Vitamin vermag keinen Schaden anzurichten, mit ihm ist kein »Geschäft« zu machen, es ist überall wohlfeil zu erstehen; und wäre es ein falsches Zauber-Garn, das man um seine vielfältigen Wirkungen gesponnen hätte, so würde sich die Haltlosigkeit sehr schnell herausstellen. Das Gegenteil ist jedoch der Fall. Da, wo die Ascorbinsäure bewußt, zusätzlich im Rahmen einer wirkstoffreichen Ernährung in optimaler Weise aufgenommen wird, ergibt sich eine Fülle positiver Wirkungen und mehr Lebensqualität – und dies alles ist bestens wissenschaftlich dokumentiert und überprüfbar!

Leiden lindern und verhindern

Vitamin C und Krankheitsbilder – Ein kurzer Forschungsabriß

Seit mehr als 50 Jahren setzt man Vitamin C bei vielerlei Erkrankungen ein. Man verwendet es dabei nicht unbedingt immer als richtiggehendes Medikament, das eine bestimmte Krankheit bessern oder heilen soll. Vielmehr stellte man eben einfach schon früh fest, daß z.B. frisch operierte Patienten einen höheren Bedarf an Vitamin C entwickeln, den es auszugleichen gilt, will man die Genesung und Rekonvaleszenz beschleunigen.

Vitamin C ist überdies eine leicht verfügbare Substanz und ohne das Risiko von Nebenwirkungen und Therapiebeeinträchtigungen jederzeit und in jedem Falle gefahrlos einsetzbar.

So hielt man es für vertretbar, Vitamin C nach dem Prinzip »Versuch und Irrtum« großzügig auszutesten und einfach abzuwarten, was dabei passieren würde.

Was geschah, war in der Regel folgendes: die Patienten fühlten sich wohler und verkrafteten die psychischen Belastungen des Leidens besser.

Dies ist auch der Punkt, um den es hier gehen soll. Ascorbinsäure ist – mit Ausnahme des Skorbuts – kein Heilmittel gegen bestimmte Krankheiten und keineswegs ein »Wundermittel«, um bestimmte Beschwerden wie mit einem Schalter abzustellen. Hierzu mache man sich bewußt, daß die Substanz auch nicht etwa in den Körper eingedrungene Krankheitserreger direkt zerstört. Ihre Wirkungsweise zielt eindeutig darauf ab,

- **lebenserhaltende Mechanismen des Organismus zu stärken.**

Dadurch macht es widerstandsfähig und erhöht unsere Flexibilität sowie das Vermögen, sich bei Belastungen schneller zu erholen.

Und man bedenke auch: Vitamin C ist praktisch in jeder Form lebendiger, naturbelassener Nahrung enthalten, wenn auch in z.T. gravierend unterschiedlicher Konzentration. Nur die Intervention des Menschen, seine technologischen Eingriffe – die meist einer problemloseren Handhabung der Lebensmittel dienten – hatten zur Folge, daß das Vitamin aus einem nicht unerheblichen Teil der Nahrung eliminiert wurde: z.B. durch Weißmehl-Produkte, Industriezucker vollständig, teilweise im Falle von Dosen- und Fertigkost.

Wer bewußt auf eine sichere Vitamin C-Versorgung achtet, übt deshalb keine »Therapie« aus oder pfuscht dem Arzt ins Handwerk. Er betreibt nur eigenverantwortliche Gesundheitsvorsorge im besten Sinne, und in aller Regel dürfte er dabei auch im Falle von Erkrankungen bei seinem Arzt Verständnis und Unterstützung finden.

Nun soll jedoch, abrißartig und in groben Zügen, erörtert werden, was dabei herauskam, als man in der Medizin versuchsweise zum Vitamin C griff – und es sei schon jetzt gesagt, daß sich dies kaum je als Fehlgriff herausstellte.

Man stellte z.B. fest, daß infolge der »kapillarwandabdichtenden Gefäßwirkung des Vitamins« (Holm Lahann) *innere Blutungen* zurückgingen.

Bei *Eisenmangelanämien* wirkte sich die Ascorbinsäure ausgesprochen positiv aus – was nur zu verständlich ist, da das Vitamin, wie man weiß, die Verwertung dieses zufuhrnotwendigen Spurenelementes aus der Nahrung unterstützt.

Im Zusammenhang mit der *Arteriosklerose* ergaben sich schon früh Anhaltspunkte für den besonderen Nutzen einer betonten Vitamin C-Versorgung. In der Sowjetunion konnte man damit bei Risikopatienten den überhöhten Cholesterinspiegel – einer von mehreren Faktoren für Herz-Kreislaufleiden – um 15-50% senken. Außerdem ist bekannt, daß Vitamin C bei Herzinsuffizienz die Behandlung unterstützt und die Verträglichkeit der Medikamente verbessert.

Im Falle der *Krebsleiden* wird hochdosiertes Vitamin C von einer Reihe von Autoren empfohlen. Bei solchen Untersuchungen verabreichte man 1-2 Gramm (meist kombiniert mit Vitamin A), und es wird berichtet, daß viele Patienten positiv darauf ansprachen. Da es sich um eine risikolose begleitende Zusatzmaßnahme handelt, ist es zu bedauern, daß ein solches Vorgehen heute noch die Ausnahme darstellt oder gar als Außenseitermethode gilt. Dies scheint sich allerdings allmählich zu ändern.

Die Liste von Krankheiten, bei denen Vitamin C mit Erfolg in kontrollierten Untersuchungen eingesetzt wurde, ist lang: *Erkältungs- und Infektionsleiden* wurden bereits erwähnt. *Allergien* wären noch zu nennen, vielfältige *Augenleiden, Menstruationsstörungen, Akne oder Psoriasis, Zahn- und Zahnfleischleiden.*

Dies mag als kleine, nur telegrammstilartige und nicht umfassende Übersicht genügen.

Wir wissen: Vitamin C ist ein Stoff, der Leben erhält, fördert, zu behaupten hilft. Seine eigentliche Domäne ist der aktive Gesundheitsschutz. Das Vitamin gibt uns ein Mittel in die Hand, unser körperliches und seelisches Wohlergehen berechenbarer, kalkulierbarer zu machen. Es ist notwendig für vielfältige Stoffwechselprozesse, greift ins Hormongeschehen ein und wirkt, wo es vorhanden ist, austauschfreudig. Man kann deshalb gut verstehen, daß viele Reparatur- und Regenerationsabläufe günstig beeinflußt werden und sich bei vielen Formen von Leiden Gesundheit so wird zuverlässiger erhalten und – bei Verlust – schneller wieder wird einstellen können.

Auf diese Weise wird Vitamin C zu einer jener Naturgaben, die es uns erlauben, das Beste aus unserem Leben zu machen, also Vitalität, Leistungsfähigkeit, Jugendlichkeit, Flexibilität, Spannkraft zu erhalten und dem »Abstieg des Alters« zu trotzen.

Dreifach gewinnen durch Vitamin C

In welcher Weise uns das Vitamin C nützen kann, umschreibt am besten der Begriff »Schutz«. So einfach die Substanz strukturiert ist, so vielfältig greift sie an wichtigen Schaltstellen des Organismus ein.

Immer ist es der Schutz geregelter körperlicher Abläufe – jene große Voraussetzung für vollwertige Gesundheit –, der im Mittelpunkt steht. Ob es nun um

- die Aktivierung der Phagozyten und anderer Immunkörper geht, also der Stärkung der Körperabwehr und des Selbstheilvermögens, oder
- die Verhinderung und Unterbrechung unheilvoller Prozesse im Stoffwechsel (z.B. der Reaktionskette Nitrat-Nitrit-Nitrosamine) oder um
- einen positiven regulierenden Einfluß auf die Blutfette geht –

immer besteht die Hauptwirkungsweise darin, Organe, Gewebe und Zellen vor unnötigen Schädigungen zu bewahren. Und diese Wirkungsweise ist auch dafür verantwortlich, daß gerade der alternde Mensch in besonderer Weise von diesem Vitamin profitieren kann, wie wir im folgenden noch sehen werden.

Eine gute Abwehr ist alles

Eine der gravierendsten Folgen ungenügender Vitamin C-Versorgung ist die Erlahmung der Abwehrkräfte.

Die Forschung belegte in den vergangenen 50 Jahren zur Genüge, daß unser Organismus extrem viel Vitamin C verbraucht, wenn er von Mikroorganismen (Bakterien, Viren) bedroht und bedrängt wird. Schnell entsteht auf diese Weise bei kleineren und größeren

Infektionen – aber auch bei Vergiftungen und gestörten Stoffwechselverhältnissen – ein ausgeprägter Vitamin-Mangel. So ist folgende Zusammenfassung inzwischen zum Allgemeingut der Wissenschaft geworden: »Reicht der Arzt in solchen Fällen Vitamin C, dann stärkt er damit die Abwehrkräfte des Organismus. Die Folge ist, daß das Allgemeinbefinden des Kranken sich schnell bessert. Die Heilungstendenz wird gesteigert, die Schädigungsmöglichkeit der Krankheitskeime verringert. Also kann beschleunigte Heilung eintreten« (H. M. Böttcher).

Dieses Urteil wurde vor bereits 30 Jahren gewonnen und formuliert; es hat etwas Patina der Jahre angesetzt, ist aber heute wie damals gültig. Wundern muß man sich nur, daß es noch bei weitem nicht mit ebensolcher Selbstverständlichkeit in die medizinische Praxis Eingang und regelmäßige Verwendung fand.

Die »banalen« Erkältungen sind so etwas wie die Probe aufs Exempel was die Leistungsfähigkeit unserer Körperabwehr angeht. Den entsprechenden Krankheitserregern sind wir eigentlich ständig ausgesetzt, und von Kinderbeinen an sind wir mit den sich dabei einstellenden Symptomen vertraut: rauher Hals, Schnupfen, Husten. Viel Scherz wurde mit diesen Alltagsleiden getrieben. So kommentierte man die Hilflosigkeit der Medizin mit der Redewendung, ein Schnupfen dauere mit Arzt 7 Tage, ohne Behandlung eine Woche.

In dieser Situation, so sollte man meinen, wäre jedem Arzt, jeder Arzneimittelfirma ein Denkmal sicher, wenn sie ein wirksames Mittel entwickelt hätten, das die Erkältungsleiden zuverlässig in die Schranken weist.

Soweit hat es die Wissenschaft jedoch noch nicht gebracht.

Viel spricht jedoch dafür:

Die Ascorbinsäure ist dieses sehnsüchtig herbeigewünschte Hilfsmittel!

Bereits in den 30er Jahren wies man in den USA nach (Rockefeller Institut for Medical Research/Princeton), daß höhere Vitamin C-Gaben – 800 bis 1.000 mg – vor sich ankündigenden Erkältungen erstaunlich wirksam schützten. Sie erhöhten die Resistenz ganz allgemein und verkürzten die Erkältungszeit sehr erheblich. Weitere Studien folgten, die in ähnliche Richtungen wiesen. Bekannt wurde beispielsweise eine Versuchsanordnung »unter Wasser«: bei der Besatzung eines Polaris-Unterseebootes stellte man eine Verbesserung der Widerstandskraft gegen Erkältungskrankheiten von 66% fest gegenüber jenen Kollegen, die nur ein Placebo (= ein Scheinmedikament) erhielten. Die tägliche Dosis lag hier bei etwa 2 Gramm.

Anfang der 70er Jahre fand eine größere Untersuchung an der Universität Toronto statt, veröffentlicht im Canadien Medical Association Journal (23.9.1972). Auch sie ergab Hinweise auf ausgeprägte Schutzwirkungen von täglichen Vitamin-C-Einnahmen (1 Gramm). Eine Studie bei Soldaten konstatierte stolze »68% weniger Erkrankungen als bei einer Kontrollgruppe, die Placebos zu sich nahm«. Dies alles führte zur Einschätzung, daß »die Einnahme von zusätzlichem Vitamin C zu weniger winterlichen Erkältungskrankheiten führen kann«.

Und trotzdem flackert immer wieder der Streit über Wert oder Unwert des Vitamins in neuen Varianten auf.

Zwischen Übertreibung und Beschwichtigung

Bis heute wird so manche nützliche, ja geradezu segensreiche Wirkung des Vitamin C nicht angemessen gewürdigt. Es herrscht in Kreisen der Fachwissenschaft eher die Tendenz vor, einen »Rummel« um das Vitamin zu vermeiden.

Linus Pauling ist diesem Phänomen nachgegangen und zu erstaunlichen Ergebnissen gelangt.

So beruht in den USA – und nicht nur dort – die Skepsis gegenüber allzugroßen Erwartungen auf einigen alten Untersuchungen, in denen am Ende die Einschätzung stand: hohe Vitamin C-Gaben zeigen bei Erkältungen keine Wirkung!

Eine recht klare und in der Tat ernüchternde Aussage, sollte man meinen.

Allerdings: einer sorgfältigen Überprüfung hielten nicht einmal diese Studien selbst stand. Die Forscher waren darin nämlich eigentlich zum gegenteiligen Ergebnis gelangt; so ergab das reine Zahlenmaterial der Untersuchungen einmal beispielsweise einen um 15% verbesserten Schutz vor Infektionen durch Vitamin C. Nur hielten die Forscher dies aus bestimmten Gründen nicht für ausreichend »bemerkenswert«. Außerdem war es mit den »hohen Dosen« nicht weit her, und es wurden bei einer dieser Testreihen 90 mg Vitamin C täglich im Durchschnitt verabreicht – nur unwesentlich über dem, was heute als empfohlener Tagesverbrauch gilt.

Kritiker der »Vitamin C-Euphorie« verweisen immer wieder auf diese alten, unzuverlässigen und nachweislich fehlerhaften Veröffentlichungen – leider muß man sagen, wenn man um die unerhörten Möglichkeiten weiß, die das unscheinbare weiße Pulver birgt.

Die letzte Ursache für eine solche Reserve ist durchaus nobel, beruht jedoch auf einem Irrtum: übertriebenen Hoffnungen, die eilfertig von einer maßlosen und sensationsgierigen Werbeindustrie ausgeschlachtet werden, wollte man in löblicher Selbstbescheidung vorbeugen. In diesem ehrenhaften Bemühen hätte man es jedoch beinahe geschafft, die Wahrheit gleich mit auszutilgen.

Hinzu tritt ein für Medikamente nützliche Gesichtspunkt: das Bestreben nämlich, sie in geringstmöglichen Dosierungen aufzunehmen, also nur in so großen Mengen, wie sie gerade eben zur Erzielung des gewünschten Effektes genügen.

Dies ist auch richtig so und angemessen im Falle von Substanzen, die üblicherweise in unserem Körper nicht vorkommen. Im Hinblick auf Vitamin C erweist sich ein solcher Grundsatz jedoch als falsch. Dieser Stoff ist universell im Körper und in der Natur vorhanden, unser Stoffwechsel weiß sehr gut damit umzugehen, keinerlei Nebenwirkungen sind zu befürchten – gutgemeinte aber falsche Warnungen sind also fehl am Platze.

Linus Pauling weist übrigens noch auf einen anderen Grund für die »wissenschaftliche Zurückhaltung« in Sachen Vitamin C hin: Forschung und Anwendung arbeiten in der Medizin wie auf kaum einem anderen Sektor Seite an Seite, wenn nicht Hand in Hand. Das Interesse von Firmen an der Ascorbinsäure war und ist jedoch relativ bescheiden, da es sich um eine jederzeit erhältliche, außerordentlich preiswerte Grundsubstanz handelt, die überdies nicht patentiert werden kann.

Diese ganzen Irritationen um Wert oder Unwert von hohen Vitamin C-Gaben sollten uns trotzdem eine Lehre sein, und auch wenn wir nun um die Positiva des Vitamins wissen, sollten wir im Auge behalten: »Wundermitteln« gegenüber ist eine gesunde Skepsis immer angebracht. Nicht die Ascorbinsäure sichert uns ein langes Leben in Gesundheit, sondern eine gesundheits-, ernährungsbewußte Lebenspraxis, die unter anderem auch eine ausreichende Versorgung mit dem vielseitigen Vitamin beinhaltet. Vitamin C ist nur einer von einer ganzen Reihe eminent wichtiger Spurenstoffe in der Nahrung und nur ein Baustein zu jenem »Vollwert«, der Gesundheit berechenbar macht.

Wie kommt es nun jedoch, daß das Vitamin ganz offensichtlich im Hinblick auf unsere Körperabwehr so unverzichtbar ist?

Um dies zu verstehen, müssen wir etwas weiter ausholen:

Metschnikoffs Monster

Vor über 100 Jahren entdeckte der russische Zoologe Metschnikoff eine furchterregende Spezies von Blutbewohnern. Und zwar sog. Freßzellen (Phagozyten), die im Blut mit gefährlichen Stoffen kompromißlos aufräumen, diese umfließen und richtiggehend vertilgen – egal, ob es sich nun um belebtes oder unbelebtes Material handelt, um Stoffwechselprodukte oder Bakterienausscheidungen.

Ilja Iljitsch Metschnikoff, geboren 1845 in Odessa, gestorben 1916 in Paris. Russischer Biologe, seit 1890 am Institut Pasteur/Paris.

Erhielt 1908 zusammen mit Paul Ehrlich den Nobelpreis für Physiologie/Medizin.

1902 erschien sein Buch »Die Verlängerung des Lebens«, mit dem er weltweit Aufsehen erregte.

Heute weiß man, daß es von derartigen Abwehrkörpern viele Sonderformen gibt; z.T. sind sie mobil (Mikrophagen), teilweise auch »seßhaft« (Makrophagen in bestimmten Geweben).

Allen gemeinsam ist jedoch eines: sie führen einen hohen Vitamin C-Gehalt »im Gepäck«. Es lag nahe, diese Ausstattung mit der unerhört effektiven Wirksamkeit der Freßzellen gegen Krankheitserreger (Bakterien und Viren) in Verbindung zu bringen. Diese Vermutung wurde in den letzten Jahrzehnten erhärtet. Man stellte dabei sogar fest, daß – allerdings extrem hohe – Vitamin C-Gaben den Influenzavirus zerstören können. Auch bei vielfältigen anderen Entzündungen erweist das Vitamin sich als durchschlagend wirksam.

Nun mag der Umstand, daß Vitamin C eine Erkältung zu verhindern vermag oder den Verlauf bessert, nicht sehr aufregend zu sein. Am Schnupfen stirbt man schließlich schwerlich.

Und doch führt uns dieses Geschehen an einen Brennpunkt der modernen Gesundheitsforschung.

Denn unser Abwehrsystem hat die umfassende Aufgabenstellung, unseren Organismus vor Schädigungen zu bewahren. Es ist nicht ausschließlich auf die Bekämpfung von bestimmten Keimen geeicht, die sich in den Atemwegen festsetzen und deshalb besonders auffällige Symptome verursachen. Die Erkäl-

tungen sind jedoch, dies sei zur Erinnerung wiederholt, eine Art Gradmesser für unser Abwehrvermögen überhaupt, wie es in jeder Sekunde an jedem Ort im Körper ununterbrochen auf verschiedenartigste Weise gefordert ist. Und so zeigt sich auf diesem Prüfstand, ob die »innere Polizei« wirksam durchzugreifen vermag oder die schädlichen Elemente unbehelligt ihr zerstörerisches Werk betreiben können.

Alte Hoffnung Interferon

Können Sie sich noch erinnern? Vor mehr als 10 Jahren wurden die Interferone als große Hoffnungsträger im Kampf gegen den Krebs und zu horrenden Preisen gehandelt.

Sehr still ist es inzwischen um diese Gruppe von »natürlichen hochmolekularen Eiweißwirkstoffen« geworden, da ihr praktischer Einsatz in der Therapie sich als weniger durchschlagend erwies als man sich dies versprochen hatte.

Die verständliche Enttäuschung der Wissenschaft führt jedoch in die Irre.

Denn die Interferone haben nichts von ihrer bedeutenden Stellung innerhalb des Immungeschehens verloren, und wir sind in jeder Sekunde unseres Daseins auf sie angewiesen, um uns gegen Viren oder Krebszellen zu schützen. Nur müssen wir uns von der Haltung verabschieden, die Lösung der Probleme von außen herbeiführen zu wollen. Denn Interferone sind Eiweißkörper, die im Regelfalle bei Bedarf im Körper gebildet werden. Sie sind ein Ausdruck der alten Weisheit, daß es in erster Linie gilt, den *Anfängen* zu wehren: Sofort wenn Viren oder entartete Körperzellen durch ihre Oberflächenbeschaffenheit auffallen und als Bedrohung erkannt werden, kommt es zur Bildung dieser »Schutz-Eiweißkörper« (Dr. Harald Ziegler), und ganz offensichtlich scheint es so zu sein, daß das Vitamin C hier in fördernder Weise »mitspielt« – immer vorausgesetzt, es ist in genügend großen Quantitäten vorhanden.

Schon allein der Umstand, daß Vitamin C die Resistenz gegenüber Viruserkrankungen steigert, legt einen solchen Zusammenhang nahe. Wie eine Osloer Untersuchung (Helen Dahl/Miklos Degre) zeigte, gibt es jedoch auch direkt nachweisbare Verbindungslinien zwischen der aufgenommenen Vitamin-Menge und der Interferon-Produktion: je mehr, desto besser.

In diesem Zusammenhang, dies sei mit aller gebotenen Zurückhaltung erwähnt, gibt es Experten, die zu recht weitreichenden Schlußfolgerungen kommen, so z.B. Cameron/Pauling. Sie machen die Zwischenbilanz auf, daß »sich die Hinweise häufen, daß Ascorbinsäure bei einer ganzen Reihe biochemischer Reaktionen eine Rolle spielt, die alle zusammen die Resistenz gegenüber bösartigem, fremdem Wachstum steigern« (darüber dann weiter unten mehr).

Ein Kapitel für sich ist sicherlich die erworbene Immunschwäche AIDS.

Bereits Mitte der 80er Jahre kamen aus den Vereinigten Staaten Meldungen, daß Vitamin C in der Lage sei, das todbringende Virus »passiv zu machen«.

Dahinter stand der Arzt Dr. Robert Cathcart (Loas Altos, Kalifornien). Er hatte den naheliegenden Gedanken, die Krankheit unter anderer Perspektive anzugehen: nicht so sehr durch Bekämpfung des Virus von außen und mit allen Mitteln chemisch-pharmazeutischer Arsenale, sondern durch Stärkung der körpereigenen Immunmechanismen.

In diesem Konzept spielte und spielt das Vitamin C die entscheidende Rolle und brachte »phantastische Ergebnisse« (Cathcart).

Zusätzlich rät Cathcart zu einem regelmäßigen Körpertraining. Dadurch werde erreicht, daß die Ascorbinsäure-Sättigung in alle Körpergewebe gelangt und überall ihre Wirkungen entfalten kann.

Mag es also tatsächlich möglich sein, das »Killer-Virus« bzw. die Folgen der Infektion durch solche einfache Maßnahmen in Schach zu halten?

Die offizielle Medizin und Forschung ist da skeptisch und ignoriert derartige Ansätze bis heute total.

Der unabhängige Beobachter gewinnt den Eindruck, daß die Wahrheit wohl wieder einmal irgendwo zwischen Zweifeln und Euphorie liegt. Schädlich für die Patienten wie für die Sache sind sicherlich die z.T. abenteuerlich hohen Dosierungen, die empfohlen werden (bis zu 150 g pro Tag!) und hinter die man mit Recht ein dickes Fragezeichen setzen muß.

Andererseits steht lange schon fest, daß schwere körperliche Erkrankungen – insbesondere jene, die an unser Abwehrsystem appellieren – mit einem erheblichen Mehrbedarf an Vitamin C einhergehen. Trägt man diesen Erfordernissen Rechnung, so können sicherlich viele ansonsten unangenehme Begleiterscheinungen auch der Immunschwäche-Krankheit gemildert, vielleicht auch vermieden werden.

Auf jeden Fall deuten zahlreiche Untersuchungen darauf hin, daß wir das grundlegend lebenserhaltende Prinzip unseres Körpers, das Immunsystem, bislang nicht so stärken, wie dies möglich wäre. Fehlernährung, Bewegungsarmut, Genußmittelmißbrauch bilden eine »große Koalition« zur Schwächung unserer Abwehrkraft, und wir bezahlen Bequemlichkeit und Gedankenlosigkeit mit unnötigem Krankheitsleid. Dadurch bringen wir es fertig, eine Quelle für widerstandsfähige Gesundheit fahrlässig »austrocknen« zu lassen.

Das Vitamin C ist dafür nur ein – aber das beste – Beispiel: so kam man an der medizinischen George-Washinton-Universität nach eingehenden Tierversuchen zum Schluß: Es sei zu vermuten, daß der Mensch – um sich optimal zu immunisieren – täglich mindestens das 10-20fache der üblicherweise empfohlenen Vitamin C-Mengen benötige.

Die Botschaft ist also lange bereits »auf dem Markt« der Informationen.

Wird sie auch gehört?

Damit die Umwelt uns nicht kleinkriegt!

Man geht inzwischen davon aus, daß das Vitamin C so eine Art Allzweckwaffe gegen Umweltschadstoffe verschiedenster Herkunft darstellt. Es hindert nämlich nachweislich mindestens 50 potentiell gefährliche Substanzen daran, im Körper des Menschen ihre volle schädigende Wirkung zu entfalten.

Dies geschieht beispielsweise dadurch, daß die Ascorbinsäure mit dem betreffenden Toxin eine Verbindung eingeht, dieses dadurch dem Stoffwechsel entzieht und zur Ausscheidung bringt. Man hat diesen Effekt z.B. dazu ausgenutzt, bleibelastete werdende Mütter und die Leibesfrucht zu schützen und konnte erreichen, daß der Schwermetallgehalt der Placenta um 90% reduziert wurde (Bayer/Schmidt).

Vitamin C spielt hierbei eine ähnliche Rolle wie das Selen, dem man das Vermögen zuschreibt, z.B. aus Zahnplomben gelöstes Quecksilber zu neutralisieren und unschädlich zu machen.

Die Medizin-Journalistin M.-E. Lange-Ernst hat eine Liste von solchen Schadsubstanzen aufgestellt, die allesamt, mit Vitamin C konfrontiert, einen erheblichen Teil ihres Schreckens verlieren können. Diese Aufstellung liest sich wie ein »Who's Who« umstrittener, skandalumwitterter und weitverbreiteter Umweltchemikalien. So finden sich darunter die Schwermetalle Cadmium, Blei und Quecksilber, Arsen nicht weniger als Kohlenmonoxid, Ozon, Zyanid, Vinylchlorid, Polychlorierte Biphenyle (PCB), benzolhaltige Lösungsmittel und giftige Stoffwechselausscheidungen von Bakterien.

Es ist nicht von der Hand zu weisen, daß der in den modernen Industriegesellschaften entfesselte »chemische Zoo« um uns herum nicht ohne Folgen bleibt, auch wenn sich eventuelle schädigende Einflüsse auf Natur, Tier und Mensch meist nicht geradlinig bis zu ihrer Quelle zurückverfolgen lassen. Immerhin gibt es Untersuchungen, die einen Zusammenhang zwischen Industrieansiedelungen, häufigem Auftreten von Lungen- und Blutkrebs und intensivierten Waldschäden nahelegen (Prof. Dr. H. Beckenkamp).

Der Leser sollte dies nicht mißverstehen.

Dies alles sind Indizien, keine Beweise.

Und gewiß spielen im Hinblick auf ernste chronische Erkrankungen Faktoren wie Luft-, Nahrungsmittel- und Gewässerverunreinigungen nicht »die erste Geige«. Hauptfaktoren sind hier sicher erbliche Dispositionen und der Lebensstil, den wir pflegen.

Jedoch haben die Schadstoffeinwirkungen eine sehr negative und folgenschwere Komponente: sie verstärken ebensolche Dispositionen, greifen an den Schwachstellen unseres Körpers ein – sei es, daß diese Schwäche durch Genußmittelsucht, falsche Ernährung oder erbliche Veranlagung verursacht ist.

Die Toxine, die uns umgeben, spielen so öfter als uns lieb sein kann das »Zünglein an der Waage«, und dies stets zu unseren Ungunsten.

Damit also die Waage schön im Gleichgewicht bleibt – dazu brauchen wir das Vitamin C heute dringender denn je.

Beispiel Ozon

Sommer für Sommer erschrecken den Bundesbürger seit wenigen Jahren neue Horror-Warnungen: an den schönsten Tagen verleiden ihm hohe Ozon-Konzentrationen in der Luft seinen Nachmittagsspaziergang.

Jene Substanz, die in oberen Schichten der Atmosphäre eine Schutzhülle bildet – inzwischen auch schon löchrig geworden –, hat am Erdboden nichts zu suchen. Daß sie uns trotzdem an heißen

Sommertagen mehr als zuträglich umgibt, hängt mit unserer Umweltmisere zusammen. Die Stickoxide und sonstige Abgase aus Millionen von Auspuffrohren und Schornsteinen bilden jene kritische Reaktionsmasse, die das Ozon hervorbringt, angeheizt von aggressivem UV-Licht.

Folgen für unsere Gesundheit: höhere Konzentrationen von Ozon schädigen die Lungen und können besonders für Asthmatiker, ältere Menschen und Kleinkinder gefährlich werden.

In einer solchen Situation sollte es schon aufhorchen lassen, wenn wir erfahren, daß hohe Vitamin C-Gaben offensichtlich die Toleranz gegenüber dem Ozon und anderen gefährlichen Atemluftbestandteilen erhöhen. Im Tierversuch konnte man einen solchen Wirkungszusammenhang nachweisen, und es besteht kein Grund, diese Erkenntnisse nicht auf den Menschen zu übertragen.

Überhaupt läßt sich sagen, daß sich gerade auf dem Felde einer wirksamen Körperentgiftung die grundlegende Erkenntnis zum Vitamin C und seiner Bedeutung am klarsten bewahrheitet: Aus zahlreichen Untersuchungen zum Immunsystem des Menschen wissen wir, daß alle jene Teile des Blutes – gewissermaßen die körpereigene »Umweltpolizei« – und der Gewebe, denen spezielle Schutzaufgaben zukommen, besonders sorgfältig mit Vitamin C für ihre Aufgaben gewappnet erscheinen. Die Schutzwirkung erstreckt sich jedoch darüber hinaus auf praktisch alle Körperzellen, und so ist allein der Zustand der Vitamin C-Sättigung eine wirkliche Gewähr für das Ausbleiben vermeidbarer Schädigungen. Denn die Zellen verbrauchen diesen »Mundvorrat« erfahrungsgemäß auch zügig, wenn ihnen Schwerstarbeit abverlangt wird.

Beispiel PCB

Das Kürzel PCB (Polychlorierte Biphenyle) bezeichnet ein schweres Erbe unserer industriellen Entwicklung. Heute ist ihr Einsatz praktisch verboten; die Substanz darf nicht mehr freigesetzt werden – doch liegt das Kind bereits im Brunnen. Überall wurde in der Vergangenheit diese nützliche Chemikalie wegen ihrer vorteilhaften Eigenschaften eingesetzt, z.B. als Weichmacher in Kunststoffen oder als Imprägniermittel für Holz und Papier. Und so findet sie sich denn auch heute vielerorts: im Fettgewebe des Menschen, in der Muttermilch. Und die Substanz ist unglücklicherweise von großer Stabilität, sodaß wir, selbst wenn sie weltweit geächtet würde (was bei weitem noch nicht der Fall ist), noch lange mit ihr würden leben müssen, gleichermaßen wie mit dem dadurch erhöhten Risiko, an Krebs und anderen Leiden zu erkranken.

Doch auch in diesem Falle vermag uns offenbar das Vitamin C diese Last auf den Schultern zu verringern. Wie Studien aus den 70er Jahren ergaben, konnten hohe Vitamin C-Gaben den Ausbruch von Krankheiten bei PCB-Belastungen zumindest im Tierversuch verhindern. Sie führten auch hier zum Ergebnis: »Das Vitamin C, die Ascorbinsäure, kann vor den Auswirkungen der Polychlorierten Biphenyle (PCB) schützen!« (Lange-Ernst).

Länger schon weiß man, daß mit Vitamin C toxischen Wirkungen von Acetaldehyd (ein Abbauprodukt des Äthanols) begrenzt werden können. Diese Substanz entsteht bei Alkoholkonsum im Organismus in größeren Mengen und ist hochgiftig.

Beispiel Radioaktivität

Seit vielen Jahrzehnten versucht man bereits, Tumore durch den Einsatz von ionisierenden Strahlen zu bekämpfen, oft kombiniert mit Chemotherapie.

Wir wissen inzwischen um die teilweise dramatischen und traumatischen Begleiterscheinungen (Nebenwirkungen) dieses »gnadenlosen Zuviel an Therapie« (DER SPIEGEL). Zu nennen sind z.B. Haarausfall, Unwohlsein, Schäden am Knochenmark.

Im Jahre 1968 wurde nun bei Patientinnen mit Gebärmutterhalskrebs ein in diesem Zusammenhang interessanter Versuch unternommen, der folgendes ergab: Wurde den erkrankten Frauen begleitend zur herkömmlichen Behandlung zusätzlich Vitamin C gegeben, so erholten sie sich wesentlich schneller, und die schädigenden Auswirkungen der Strahlenbehandlung konnten begrenzt werden.

Solche Beobachtungen passen zu dem Bild, das man sich heute vom »Schutz-Stoff« Vitamin C machen darf. Sie gelten natürlich nicht nur für den Fall der therapeutischen Anwendung von Strahlen, sondern auch für die Strahlenbelastung, der – unfreiwillig – jeder von uns ausgesetzt ist. Hierfür gibt es bekanntlich natürliche Quellen, einschließlich der »hausgemachten« wie dem Radon im Wohnbereich. Hinzu kommen Belastungen durch Kernkraftwerke, Röntgenuntersuchungen, das Erbe der oberirdischen Atomtests der 50er und frühen 60er Jahre, Tschernobyll. In milder Form sind wir also ständig einem »Strahlengewitter« ausgesetzt, das wir nur dann unbeschadet über Jahrzehnte überstehen, wenn die Reparaturmechanismen intakt sind und die permanente Regeneration klappt. Mit Vitamin C scheint in dieser Hinsicht ein effektives Hilfsmittel zur Verfügung zu stehen.

Beispiel Nitrosamine

Ein besonderes Problem stellen die Nitrosamine dar. Es handelt sich dabei um die Endprodukte der Reaktionskette Nitrat-Nitrit-Nitrosamine. Nitrat selbst ist für alle Pflanzen ein unverzichtbarer Nährstoff und durchaus kein Gift. Durch intensive Landwirtschaft (Düngung) und Trinkwasserbelastung nehmen wir jedoch zu große Mengen davon auf. Nicht zu vergessen auch durch geräucherte Fleischwaren sowie bestimmte Käsesorten. Richtig bedrohlich wird es dann, wenn sich durch bakterielle Einwirkungen Nitrit bildet. Diese Substanz verschlechtert – besonders im Organismus von Kleinkindern – die Sauerstoffverwertung im Blut. Andererseits neigt sie dazu, sich mit bestimmten Eiweißkörpern (Aminen) zu verbinden, und die dabei entstehenden Nitrosamine gehören zu den gefährlichsten krebserzeugenden Substanzen überhaupt.

Der natürliche »Bändiger« dieses höchst problematischen Gefahrengutes ist das Vitamin C. Denn das – ausreichende – Vorhandensein von Ascorbinsäure in der Nahrung ist in der Lage, die Synthese von krebserzeugenden Nitrosaminen mit 100%iger Zuverlässigkeit zu verhindern. So geht die Wissenschaft heute davon aus, daß das Vitamin C »einen möglichen Schutzfaktor gegen das Auftreten von Magen- und anderen Karzinomen darstellen kann« (Bayer/Schmidt).

Man hat festgestellt, daß ein Gramm Ascorbinsäure in der Lage ist, die Nitrosamin-Belastung um 50% zu verringern. Als Nebenprodukt ergab sich übrigens bei solchen Untersuchungen, daß die Einnahme von 3 g Vitamin C täglich zur Zurückbildung von Dickdarmpolypen führte, also der Vorstufe zum Krebs (Wintermeyer).

Wir sehen also: das Geheimnis lebenslanger Gesundheit hängt wohl entscheidend davon ab, ob es uns gelingt, die dem Körper innewohnenden Selbstheilmechanismen – denn der Organismus ist auf gutes Funktionieren von Natur aus angelegt! – aktiv und schlagkräftig zu halten. Eines der universellen »Schmiermittel«, die uns hierbei wertvolle Dienste zu leisten vermögen, ist ganz ohne Frage das chemisch so wundersam ausbalancierte Vitamin C.

Farblose Kristalle gegen das Altern

Zweifel:

»Wir bezahlen die Lebensjahre, die wir durch die Unterdrückung der Infektionskrankheiten gewannen, mit physiologischem Zerfall und langsam sich hinziehendem schmerzhaften Dahinsiechen an chronischen Leiden.«

Alexis C. Carrel (1873-1944), Chirurg und Medizin-Nobelpreisträger von 1912

und Hoffnung:

»Das Ende unseres Jahrhunderts, genauso wie zu Beginn, hat Entdeckungen über Vitamine hervorgebracht, die nicht nur bereits zu großen Verbesserungen für die menschliche Gesundheit und das Wohlbefinden geführt haben, sondern zu noch größeren Verbesserungen in der Zukunft führen können.«

Linus Pauling

Die neue Art der Lebensverlängerung

Linus Pauling spricht in seinem 1986 erschienenen Buch »How to live longer and feel better« davon, daß einfachste Kunstgriffe in der täglichen Ernährung zu Ergebnissen führen können, die uns 25 oder gar 35 Lebensjahre schenken.

Gemeint ist jedoch nicht, daß wir nun in Scharen anzutreten vermögen, sämtliche Altersrekorde zu brechen. Es geht vielmehr darum, die

- Phase bester körperlicher Verfassung,
- voller psychisch-physischer Belastbarkeit,
- Ausdrucksfähigkeit und Kreativität länger – und zwar Jahrzehnte! – zu erhalten.

Für eine fortentwickelte Ernährungswissenschaft liegt es auf der Hand, daß viele Menschen heute immer nur am Rande, an der Grenze zum Wirkstoffmangel wandeln. Und dies von Beginn ihres Lebens an. Wir entwickeln uns nicht, wie es möglich wäre, aus der Fülle, die allein einen umfassenden Schutz für unser Gesundheitsschicksal bieten könnte.

Und diesen Mißstand müssen wir uns auch selbst anrechnen lassen: wir sind zu sorglos und nehmen die Welt, so wie sie ist, zu selbstverständlich hin.

Dabei sind unsere Lebensverhältnisse von (unwissenden) Menschen so eingerichtet worden, wie wir sie vorfanden, nicht etwa von der Natur. Und unsere Vorfahren waren sich über die Folgen ihrer Neuschöpfungen – z.B. bei der Nahrungsmittelproduktion und Verarbeitung – keineswegs im klaren (und konnten dies auch nicht sein).

Jene Fülle also, die uns Schutz bietet, und die es dem Körper erlaubt, seine Möglichkeiten vital auszuleben, müssen wir aktiv neu um uns herum schaffen.

Vitamin C ist ein zentrales Hilfsmittel dazu, und es steht auch deshalb an hervorragender Stelle, weil hier eine Änderung sofort und ohne Eingriffe in die sonst vertraute Lebenspraxis möglich ist. Und im Gegensatz zu manchen anderen Vitaminen kann das Vitamin C für sich beanspruchen, daß eine erhöhte Zufuhr durch *isolierte* Gaben ohne Risiko nur Nutzen zu bringen vermag.

Vitamin C wird so zur »unverzichtbaren Beigabe« eines neuen Verständisses von Lebensqualität, zu einer Basis, auf der wir aufbauen können und von der aus wir weitere Gebiete von »Wirkstoff-Wüsten« erschließen und rekultivieren werden.

Unsere Ernährungsgewohnheiten werden sich dabei allmählich ändern. Wir werden bestrebt sein, Lebensmittel weitgehend so zu belassen, wie die Natur sie uns anbietet, und wir werden besonders wirkstoffreiche Hervorbringungen der Natur – so z.B. die Bierhefe bei B-Vitaminen –, von denen es nicht viel mehr als nur eine handvoll gibt, zu schätzen lernen.

Das A und O in diesem Prozeß, der uns zusätzliche Jahrzehnte an geistig-körperlicher Spannkraft und jugendlichem Elan verspricht, bildet ein unscheinbares weißes Pulver, eine einfach strukturierte Substanz, wie sie Labors, Pflanzen und die meisten unserer Mitgeschöpfe – nur eben nicht der Mensch! – in Unmengen zu produzieren in der Lagen sind und von der wir doch üblicherweise nur ganz unzulängliche Portionen abbekommen: lebenserhaltende Ascorbinsäure!

Das Geheimnis von Entwicklung und Reifung ruht verschlüsselt in jeder einzelnen von unseren Körperzellen. Daß wir älter werden, liegt hier begründet, hat hier seine letzte Ursache. Nicht jedoch, daß wir »alt« werden im Sinne von hinfällig und verfolgt von einem ganzen Rudel von Beschwerden, von vorzeitiger Gedächtnisschwäche und Leistungsabfall.

Diese letztere, hoffnungsvolle Erkenntnis hat man nicht zuletzt auch der Vitaminforschung zu verdanken. Denn hier stieß man auf eine interessante Parallelität:

Sowohl das Alter als auch Vitamin-Mangelzustände sind dadurch gekennzeichnet, daß Protoplasma und Kern der Körperzellen an Energie verlieren.

An solchen Beobachtungen, wie sie z.B. an der Universität Stockholm gewonnen wurden (Prof. A.E. Wilson) ergab sich der zwingende Schluß: »Die Wirkstoffe bremsen den Energieabfall der Zellen des Alternden. Und darum braucht dieser besonders viel davon« (Helmuth M. Böttcher).

Man sollte hierbei noch in Betracht ziehen, daß auch die konstitutionelle (vererbte) Langlebigkeit heute zu großen Teilen auf ein »besonders gutes System der Immunabwehr« zurückgeführt werden kann. Solche Langlebigkeit entsteht jedoch auch »spontan«. Hierbei mögen durchaus Faktoren wie eine optimale Wirkstoffversorgung – wie dies besonders von Dr. Kieffer herausgearbeitet wurde – eine bedeutende Rolle spielen.

Eine Geschichte aus den 30er Jahren

Das Vitamin C ist gerade erst entdeckt, und man hat es vor kurzem geschafft, diesen Stoff in nennenswerten Mengen zu produzieren.

Und schon macht man in einem abgelegenen Spital des Schweizer Kantons Stans eine überraschende Erfahrung.

Beispielsweise verabreicht man einer fast 90-jährigen apathischen und geistig hochgradig verwirrten Patientin etwas von der neuen Substanz. Nur so »ins Blaue hinein«, um zu sehen, was sich dabei wohl ergeben mag.

Die Wirkung ist geradezu dramatisch: die Lethargie fällt von der alten Dame ab, sie gewinnt wieder Orientierung darüber, wo sie sich befindet, und es drängt sie nach Gesellschaft und Aktivität.

Konnte das Vitamin C eine solche Verwandlung und geradezu sichtbare Verjüngung bewirkt haben?

Die behandelnden Ärzte Gander und Niederberger sind sich unschlüssig und probieren weiter. Nicht immer natürlich sind diese tastenden Versuche von so spektakulärem Erfolg begleitet; stets jedoch verbessert sich das Befinden der betagten Patienten, und vor allem deren Laune. Vitamin C, diese unscheinbare Substanz, erweist sich als fast so etwas wie »Balsam« für die Seele und weckt Gefühle und Lebensfreude, die lange schon endgültig verschüttet schienen.

Als Ergebnis steht am Ende der praktischen Erprobung: Das »Redoxon« (wie man das Vitamin auch nennt) tonisiert zuverlässig, gleicht sowohl aus, was Verstimmungen betrifft, als es auch anregt und aus der depressiven Antriebslähmung reißt.

Eine »Psychodroge« also?

Mitnichten. Eher handelt es sich bei den positiven Reaktionen schlicht und einfach um eine Begleiterscheinung und Folge der »um sich greifenden« Gesundheit, die neue Kräfte und eine optimistischere Sicht beim Menschen freisetzt.

1991 – ein »neuer« Risikofaktor für Herz-Kreislaufleiden wird entdeckt!

»Der Mensch ist so jung wie seine Gefäße«! Diese alte Ärzte-Weisheit kann man wirklich nicht oft genug wiederholen.

Die degenerativen, verhärtenden und verengenden Prozesse (Arteriosklerose) in den Blutbahnen zählen zu jenen Faktoren, welche die Drehzahl unserer Lebensuhr merklich beschleunigen.

Erst in allerjüngster Zeit erkannte man die Rolle, die in diesem Geschehen einer Unterversorgung mit Spurenstoffen zukommt, insbesondere den Vitaminen C und E sowie ß-Carotin (der pflanzlichen Vorstufe von Vitamin A).

Wie wenig man in weiten Kreisen der Gesundheitsaufklärung und Ernährungswissenschaft bislang von peinlichen vorausgegangenen Fehlleistungen gelernt hat, zeigt der Umstand, daß just zum selben Zeitpunkt ein Gremium von Experten an die Öffentlichkeit trat und dem Bundesbürger versicherte: auch im Winter sei er bei »abwechslungsreicher Mischkost« mehr als überreichlich mit Vitaminen versorgt. Zusätzliche Vitamine? »Unnötig, überflüssig, schädlich« – so ihre Botschaft. Man hätte es besser wissen können.

Denn die neueren Untersuchungen, die den – vor allem pflanzlichen – Wirkstoffen eine so große Bedeutung zumessen, lehren folgendes: der tatsächliche Bedarf bei den meisten Vitaminen darf und sollte sich *nicht* an der Menge orientieren, bei der ausgeprägte Vitamin-Mangel-Krankheiten vermieden werden (so das bisherige Modell der Bedarfsdeckung).

Vielmehr handelt es sich bei vielen Vitaminen um Bestandteile von komplexen Schutzsystemen, die ihre Wirkung erst dann vollwertig entfalten können, wenn sie in z.T. erheblich größeren Mengen im Körper anwesend sind als man dies bislang für notwendig erachtete.

Auf welche Weise schützen nun solche Vitamine beispielsweise gegen Gefäßverengungen und damit vor Herzinfarkt oder Hirnschlag?

Im Mittelpunkt steht dabei wieder einmal der Problemstoff Cholesterin, eine fettähnliche Substanz, die im Blut zum Gefahrengut erster Ordnung werden kann, z.B. dann, wenn fehlgeleitete Stoffwechselabläufe dazu führen, daß schädliche Cholesterin-Verbindungen in großer Menge erzeugt werden.

Neu ist nun die Erkenntnis, daß diese unerwünschte Fracht leicht ins Schußfeld der körpereigenen Abwehrkräfte gerät. Sie wird als »artfremd« eingestuft, und sog. Freßzellen machen sich darüber her und verschlingen die Fett-Eiweißstoffe.

Soweit, so gut – könnte man meinen. Das Problem wird durch diesen Einsatz der Körperpolizei jedoch nicht gelöst, sondern noch verschärft. Was nach diesem Gewaltakt nämlich übrigbleibt, sind aggressive Substanzen, die letztendlich zur Verfettung und Verengung der Gefäße wesentlich beitragen.

Nun tritt jedoch noch ein interessanter Gesichtspunkt hinzu: um die Abwehr mobil zu machen, müssen die Cholesterin-Verbindungen eine Veränderung erlitten haben. Sie müssen durch »freie Radikale« vorgeschädigt sein, also durch verbindungsfreudige Moleküle, wie sie überall durch unseren Organismus irren.

Hier kommen nun die Vitamin ins Spiel.

So gehört das Vitamin C zu den klassischen Antioxidantien, die gerade solche Einwirkungen und Schäden im Körper zu verhindern helfen. Und dies sehr zuverlässig – immer vorausgesetzt, wir sorgen entsprechend vor. Dies ist jedoch, wie man nicht erst seit heute weiß, bei Mittel- und Nordeuropäern in keiner Weise der Fall. In Finnland z.B. ist die Erkrankungsrate an Gefäßleiden fast sechsmal so hoch wie in den Mittelmeerländern, ein Umstand, der sicher schon früher hätte zu denken geben sollen. Charakteristisch für die mediterrane Küche sind z.B. viele Früchte, Gemüse, Obst und auch das Olivenöl. Letzteres weist eine günstige Relation von Fett und Vitamin E auf. Das Obst und die Gemüse enthalten Vitamin C und ß-Carotin.

Wir müssen also neuerdings umdenken. Nach Erkenntnissen der

Forschung bietet sich, so das Resümee eines Beitrages der Wissenschaftsredaktion des Süddeutschen Rundfunks im Frühjahr 1991, in klaren Linien nunmehr folgendes Bild:

1. Der Mangel an Vitamin C, E und ß-Carotin zählt zu den Risikofaktoren für Herz-Kreislaufleiden und ist ebenso bedeutungsvoll wie etwa Rauchen, Bewegungsarmut, Übergewicht, Cholesteringehalt des Blutes, Bluthochdruck u.ä.

2. Die erwähnten Vitamine – und möglicherweise noch andere Spurenstoffe – verlangsamen als Antioxidantien den Prozeß der Gefäßveränderung (Arteriosklerose).

3. Der Mensch – zumindest in unseren geographischen Breiten – benötigt erheblich größere Mengen an diesen Vitaminen als bislang angenommen.

Wir tun also gut daran, im Hinblick auf werthaltige Bestandteile in der Nahrung jedem Mangel bewußt und aktiv vorzubeugen.

Von »offiziellen« Beschwichtigungen über eine »im allgemeinen gute Vitaminversorgung« – so lauter sie auch motiviert sein mögen – wird unser Stoffwechsel nicht satt!

Das Geheimnis langanhaltender körperlich-seelischer Spannkraft: Ökonomie des Leibes!

Menschen, die regelmäßig Ausdauersportarten betreiben, bleiben länger jugendlich und leistungsfähig. Dies betrifft vor allem Langläufer und Schwimmer, aber auch forderndes Wandern und Radfahren ist hierzu geeignet.

Warum erhält nun aber Sport jung? Ist Alter wohl gleichzusetzen mit Leistungsfähigkeit und gutem Trainingsstand?

In gewissem Sinne schon, jedoch nicht auf direkte Art und Weise.

Körperliche Bewegung unterstützt beispielsweise unser Herz und den Kreislauf, wirkt günstig auf das Gefäßsystem. Über die bessere Versorgung der Gewebe und Organe mit Blut und Sauerstoff werden die Körperzellen in ihren Funktionen gestärkt. Unmittelbaren Einfluß nimmt dieses Geschehen auch auf unseren Geist: die intellektuellen Funktionen werden begünstigt, genauso wie nachweislich die Stimmung und das Lebensgefühl.

Deshalb bewahrheiten sich auch immer wieder aufs neue die medizinischen und »volksmundlichen« Faustregeln: Der Mensch ist so jung wie seine Gefäße – und wie er sich fühlt.

Was wir eben zur körperlichen Betätigung gesagt haben, trifft in überraschend verwandter Weise auch auf das Vitamin C zu – diese Substanz ist gewissermaßen Fitneß, die man essen kann.

Und weil dem so ist, können wir bei dieser Gelegenheit gleich etwas Wichtiges über das Wesen des menschlichen Alterns bzw. über das Geheimnis anhaltender jugendlicher Frische lernen. Denn sowohl Sport wie auch Mikronährstoffe wie das Vitamin C entfalten keineswegs unerklärliche Wunderwirkungen. Sie tun nur eines:

Vitamin C ökonomisiert den Stoffwechsel.

Wir müssen uns einen eigenartigen Widerspruch vor Augen führen:

Nehmen wir einen typischen zeitgenössischen »Bewegungsmuffel«, der überdies fehlernährt ist, d.h. zuviel vom Falschen ißt und lebensnotwendige Wirkstoffe nur in ungenügenden Mengen zu sich nimmt. Er verbringt möglicherweise seinen Tag, ob nun Beruf oder Freizeit, vornehmlich im Sitzen, ist also alles andere als ein Ausbund an Aktivität. Und doch ist er in anderer Hinsicht ein Schwerstarbeiter – ohne dies allerdings zu bemerken. Denn wegen der fehlenden Unterstützung durch Bewegung und aufgrund eines Notprogrammes in wichtigen Bereichen der Versorgung mit lebenswichtigen Spurenstoffen, müssen Herz und Kreislauf auf Hochtouren laufen. Sauerstoff beispielsweise wird nun einmal überall im Körper benötigt, und wenn das Blut wenig davon anbietet, muß die Herzarbeit erhöht werden.

Äußerlich träge und unbewegt, wird der Mensch bzw. sein im verborgenen waltender Stoffwechsel zum Schwerarbeiter. Dieser innere Mensch gleicht gewissermaßen einem Galeerensklaven, der sich ununterbrochen in den Riemen legen muß und dem gleichzeitig nur eine Hungerkost geboten wird.

Die Folgen solcher »Arbeitsbedingungen« kann man sich leicht vorstellen, und der süße Müßiggang wird, was unsere Kräfteorganisation angeht, zum reinen Raubbau.

Sport dagegen und Vitalstoffe – besonders das Vitamin C – bewirken eine »Ökonomisierung des Kreislaufs« (Prof. Paul Lüth), unsere »innere Maschine« läuft rund, ohne Überforderung der Organe, ohne jene Schädigungen, die im Zuge der Überbeanspruchung notwendig immer wieder auftreten und sich verfestigen.

So kommt es zu der paradoxen Erscheinung, daß Nichtstun erschöpft und entspannte Aktivität Kräfte freisetzt.

Dafür, daß dieses Prinzip Gültigkeit besitzt, gibt es vielfältige

Belege. So wurden an der Universität Wien Versuche durchgeführt, die zeigten, daß Vitamin C speziell den Sauerstoffverbrauch schon bei geringen Gaben um etwa 11% verbessert – eben ökonomisiert.

Bei Untersuchungen am Fahrrad-Ergonometer ergab sich, daß die Vitamin C-Einnahme im Hinblick auf Blutdruck, Pulsfrequenz und andere Kreislauf-Parameter einen Trainingseffekt bewirkt, vergleichbar jenem der sportlichen Betätigung.

Man beachte jedoch: Vitamin C optimiert hier die Voraussetzungen, unter denen Körperprozesse ökonomisch ablaufen können, es »trainiert« nicht, vermittelt nicht etwa eine höhere Stufe der Fitneß (wie der Sport).

Deshalb muß es ständig zugeführt und bereitgestellt werden, und die positiven Einflüsse gehen schon nach kurzen Phasen des Mangels zur Gänze verloren.

Vitamin C, eine wirkstoffreiche Ernährung allgemein und sportliche Betätigung sind auf diese Weise ein zuverlässiger Weg zu mehr Lebensqualität in fortgeschrittenen Lebensjahren. Sie sorgen dafür, daß sich unser »Motor« nicht verschleißt und erschöpft und erhalten uns aktiv und geistig rege.

Voraussetzung dafür ist allerdings: Bei der Bewegung geht das Ausdauertraining vor Überforderung (»Gewaltakte« sollten vermieden werden), und das Vitamin C muß ständig in ausreichenden Mengen dem Organismus dargeboten werden.

Altern beginnt im Bindegewebe! Kollagen – oder: was unseren Leib zusammenhält

Kollagen ist so etwas wie ein elastischer Klebstoff, man hat es auch plastisch als »Mörtel« oder »Kitt« des Organismus bezeichnet. Der Stoff kommt praktisch überall im Körper vor, in Sehnen und Bändern gleichermaßen wie in der Haut, in Knorpeln und Knochen (dort als Ossein) und bindet damit die Organe des Leibes in eine Art Gerüst ein.

Die gallertartige Substanz ist von erkennbaren, dunkleren »Streben« durchzogen, die dem ganzen Gefüge Festigkeit verleihen; man hat diesen Effekt mit den Eisenstäben im Stahlbeton verglichen; nur, daß es sich hier um belastbare und biegsame Fasern handelt.

Für diese wichtige Aufbausubstanz im Körper ist das Vitamin C von unerhörter Bedeutung. Steht der Stoff nicht ausreichend zur Verfügung, so leidet der Zusammenhalt des Bindegewebes und der

Einbau der kollagenen Fasern wird behindert – und damit das Fundament der Flexibilität und Vitalität des Gewebes erschüttert. Die Stützstrukturen werden weich und instabil, die Zellen verlieren ihren Zusammenhalt. Diese Vorgänge sind es beispielsweise, die beim Skorbut die Blutungen des Zahnfleisches hervorrufen. Jedoch kommt es schon vorher im Falle von Vitamin C-Mangel zu verzögerter Wundheilung, was besonders bei Operationen von Relevanz ist.

Ein halbes Jahrhundert ist es her, daß man eine Entdeckung machte, die in der Chirurgie noch eine große Rolle spielen sollte. Man stellte nämlich fest, daß nach Eingriffen der Vitamin C-Spiegel im Blut drastisch absinkt – was nichts anderes heißt, als daß der »Verbrauch« an diesem Spurenstoff stark zugenommen hat. Gab man nun den Patienten zusätzliches Vitamin, so beschleunigte sich nicht nur die Wundheilung, sondern auch das Allgemeinbefinden hob sich merklich.

Doch zurück zum »Bindegewebe«. Einen wichtigen Teil dieses organischen »Kitts« macht die sog. Grundsubstanz aus, in der viele Stoffaustausch- und Übertragungsvorgänge stattfinden. Das Gerüsteiweiß stützt hier das »Feine Gefäßnetz«, die Kapillaren und damit den lebenserhaltenden, austauschaktiven Part des Bindegewebes (Nährstoffversorgung und Abtransport verbrauchter Substanzen). Auch dies kann nur dann reibungslos vonstatten gehen, wenn Vitamin C für den Stoffwechsel in ausreichenden Mengen zur Verfügung steht.

Übrigens – dies sei hierzu abschließend noch angefügt – wirkt die Ascorbinsäure auch im Bereich des Bindegewebes *katalysatorisch*: ihre *Anwesenheit* ist nötig, damit Kollagen aufgebaut werden kann; das Vitamin selbst geht nicht in die Verbindung ein.

Eindrucksvoll bestätigt? Endgültig widerlegt? – Die Kontroverse um das »Anti-Krebsmittel Vitamin C«

»Vale of Leven« heißt das Hospital in den Auen der schottischen Highlands. Tal des Todes könnte man den Ort jedoch auch nennen. Wer hier herkommt, hat keine Hoffnung im Gepäck; Ärzte, Krankenschwestern und Pfleger sind Verwalter der letzten Tage dieser Pilger.

»Vale of Leven« ist ein Krebs-Krankenhaus, Endstation für schwer oder nicht mehr zu behandelnde Fälle.

Die Ärzte wissen: sie arbeiten mit stumpfen Instrumenten, und obwohl die Krankheit auf makabre Weise wie der Igel beim Wettlauf mit dem Hasen immer aufs neue um eine Nasenlänge voraus ist, behandelt man schicksalergeben weiter, so, wie man es gelernt hat.

Dr. Ewan Cameron ist in jenen frühen 60er Jahren ein Kollege wie jeder andere auch. Er leitet die chirurgische Abteilung und hat natürlich viel zu tun. Doch auch das schnelle und kompromißlose Messer verliert im Wettstreit mit dieser heimtückischen Krankheit seinen Zauber.

Dabei hat es der Chirurg noch vergleichsweise leicht. Er lebt mit dem optimistischen Anspruch, das Leiden mit »Stumpf und Stiel« zu packen, herauszuschneiden. Wie triumphal gelang dies bei vorher tödlich verlaufenden akuten Erkrankungen wie etwa der Blinddarmentzündung oder bei Steinleiden. Welch große Fortschritte hatten gerade die Operationstechniken gemacht, seit der Einführung der Narkose, die man mit den emphatischen Worten begrüßt hatte: »Der Schmerz, diese deutlichste Empfindung der Unvollkommenheit unseres Körpers, hat sich beugen müssen vor der Macht des menschlichen Geistes, vor der Macht des Ätherdunstes!« (Johann Friedrich Dieffenbach, 1847). Und war es nicht gerade in Schottland gewesen, in Glasgow, wo der Arzt und Chirurg Dr. Joseph Lester vor ziemlich genau 100 Jahren die Antisepsis begründete – also Maßnahmen zur Desinfektion einführte, welche die Anwesenheit von Keimen bei Operationen dramatisch verringerten?

So überwältigend die Erfolge seinerzeit waren, die beispielsweise Ignaz Semmelweis zum »Retter der Mütter« werden ließen – ein Jahrhundert später war den Chirurgen das Gefühl der Omnipotenz abhanden gekommen. Denn beim Krebs war alles anders. Dies sieht bevorzugt derjenige, dem das Krankheitsgeschehen täglich buchstäblich vor Augen steht.

Cameron beginnt damit, sich über seine Eindrücke, die Besonderheiten des Leidens, Gedanken zu machen. Denn ihm fällt auf: der Tumor wächst nicht einfach als ein eigener, außer Kontrolle geratener »Kosmos für sich« heran. Das ihn umgebende Bindegewebe muß vielmehr auf die Infiltration vorbereitet werden, soll sich die Geschwulst ausbreiten. Wie etwa – um einen Vergleich heranzuziehen – die Mafia, das organisierte Verbrechen, sich im Organismus von Wirtschaft und Gesellschaft nur festsetzen kann, wenn Behörden, Verwaltung, Geschäftswelt korrumpiert sind, durch Bestechung oder gewalttätige Mittel stumm und gefügig gemacht wurden.

Um seine Umgebung in seinem Sinne zu beeinflussen, bildet der Tumor ein bestimmtes Enzym, die »Hyaluronidase«, welches das Körpergewebe gewissermaßen weichmacht und die Bastionen des Widerstandes gegen die Okkupation schleift.

Wenn man diesen Prozeß stoppen könnte, so überlegt Cameron, dann ließen sich auch die Krebszellen selbst und ihr zerstörerischer »Aktionismus« im Zaum halten. Hier festigt sich in ihm zum ersten Mal der Gedanke, daß es im Grunde bei der Therapie vornehmlich darum gehen muß, die natürlich vorgegebenen Abwehrreaktionen des Körpers zu nutzen, einzuspannen in das Werk der Heilung.

Ausdruck findet dieses tastende Nachdenken des Chirurgen in einem Buch, das bereits 1966 erscheint.

Doch welches könnten die Stoffe sein, die sich gegenüber den »wilden« Krebszellen Respekt zu schaffen vermögen?

Jahrelang experimentiert Cameron vor allem mit Hormonen – nicht verwunderlich, waren diese doch die »Stars« und großen Hoffnungsträger jener Jahre.

Jedoch: die Bemühungen sind von keinem Erfolg gekrönt. Cameron durchforstet die Literatur nach Hinweisen, testet Substanz um

Substanz, natürliche Stoffe und Chemikalien aus der Wunderbüchse der Pharmazie. Alles ohne greifbares Ergebnis.

Als gewissenhafter, auf Wahrheit und nicht Aufsehen bedachter Forscher muß er sich immer wieder eingestehen, daß er auf der Stelle tritt. Das Rätsel ist nicht gelöst. Das Unterwerfungs-Dynamik, mit dem der Krebs das umliegende Gewebe unter seinen Bann zwingt, scheint mit allen diesen Mitteln nicht gestoppt werden zu können.

Dann kommt die Wende, und es ist wie so oft: nach jahrelanger Stagnation geht es nun Schlag auf Schlag.

Gerade hat sich Cameron, frustriert aber nicht entmutigt, eine neue Testsubstanz vorgenommen, da liest er einen Artikel in der New York Times zu eben diesem Stoff – der Ascorbinsäure. Linus Pauling hatte an der Universität von Chicago einen aufsehenerregenden Vortrag gehalten, in dem es unter anderem darum ging, daß das Vitamin C bei der Stärkung des Bindegewebes eine entscheidende Rolle spielt.

Solche Wege geht der Zufall: die New York Times hatte über die Veranstaltung berichtet, Cameron war der Beitrag zufällig zu Gesicht gekommen. Und plötzlich schien alles zusammenzupassen, wie wenn jemand nach langem Herumprobieren endlich den passenden Schlüssel zum Schloß findet.

Ein Briefwechsel zwischen Cameron und Pauling schließt sich an – uns schließlich auch der Erfolg. Denn dieses neue Mittel, die Ascorbinsäure, zeigt in der Tat Wirkung.

Camerons Theorie – alles andere als Phantasterei eines medizinischen Außenseiters

Ein Wissenschaftsreport der Süddeutschen Zeitung (Ausgabe vom 7.11.1991) berichtete jüngst darüber, auf welche Weise die Ascorbinsäure das Tumorwachstum hemmen könnte. Dabei kam man auch auf jene Frage zu sprechen, die Cameron einst bewegte und die den Anstoß zu seinen klinischen Untersuchungen gab. So heißt es in dem Artikel:

»Vitamin C ... ist beteiligt am Aufbau des Kollagens, einer unentbehrlichen 'Kittsubstanz' zwischen den Zellen. Bekannt ist, daß Krebszellen Kollagen abbauen, dabei gesunde Zellen beschädigen und so weitere Wucherungen begünstigen.«

Was Pauling und Cameron seinerzeit also dazu veranlaßte, mit ganzem Engagement in eine neue Betrachtungsweise der Krebsleiden »einzusteigen«, war deshalb alles andere als Voreingenommenheit und fanatische Verblendung (wie ihnen die ärztlichen Autoritäten vorwarfen), sondern hatte seine Grundlage in einem vertieften Verständnis grundlegender körperlicher Abläufe. Hierbei erwies es sich als besonders fruchtbar, daß die Perspektive des Chirurgen – der vom visuellen Befund ausgeht – durch biochemische und physiologische Gesichtspunkte erweitert wurde, wie sie der Chemie-Nobelpreisträger Linus Pauling beizusteuern vermochte.

Es ist nicht so, daß Cameron nun seine Patienten mit einem Vorrat an dem weißen Pulver nach Hause in ein neugeschenktes Leben entlassen kann. Die Krankheit befindet sich bei diesen Betroffenen nicht in den Anfängen, wo ihr vielleicht noch wirksam zu wehren wäre, sondern im Endstadium. Und doch konstatiert Cameron anders als bei früheren Anläufen mit allen möglichen Chemikalien objektiv erkennbare Besserungen. Und dies trotz der durch den bisherigen Mißerfolg sensibilisierten Skepsis. Die Patienten fühlen sich besser, benötigen geringere Mengen an Schmerzmitteln. Es kommt auch vor, daß ein Patient völlig gesundet – ein Phänomen, das dem Chirurgen vorher nicht begegnet war.

Doch wenn er seinen Kollegen davon erzählt, so zucken diese nur mit den Schultern. Was wollen schon persönliche Eindrücke bedeuten? Und von spontanen Besserungen selbst bei hoffnungslosen Fällen hat man auch schon gehört. Das kommt vor, und von solchen »Zufällen« leben ja, wie man meint, die »Außenseiter« der Zunft. Man selbst sollte ja doch seriös bleiben.

Cameron benötigt also, das liegt auf der Hand, objektiv überzeugende Argumente, er muß das, was er Tag für Tag sieht, mit Zahlen, Statistiken untermauern. Wer heilt, so sagt man, hat recht; daß er dadurch jedoch auch schon recht bekommt, ist jedoch nicht gewährleistet.

Zusammen mit Linus Pauling entwickelt er deshalb eine Methode, mit der im Vale of Leven Hospital das Schicksal (genannt »Krankengeschichte«) von Patienten verglichen werden kann. Da nur Cameron bei der Therapie Ascorbinsäure einsetzt, steht als Kontrollgruppe der große Kreis nur herkömmlich behandelter Patienten aus den anderen Stationen des Krankenhauses zur Verfügung. Damit ist es möglich, gleich oder zumindest ähnlich gelagerte Fälle zusammen- und gegenüberzustellen.

Doch auch bei dieser Vorgehensweise handelt es sich um einen Kompromiß, der von der ausgeprägten ärztlichen Ethik Camerons diktiert wird. Denn eigentlich ist es klar, daß die Fachwelt am Nachdrücklichsten durch einen »Blindversuch« zu überzeugen wäre. Cameron hätte hierzu jedoch seine Patienten in zwei Gruppen einteilen müssen: eine davon hätte zusätzlich Vitamin C bekommen, der anderen wäre ein Scheinmedikament verabreicht worden. Cameron selbst hätte nicht wissen und kontrollieren dürfen, wer die Wirksubstanz erhielt und wer nicht. Er war inzwischen jedoch davon überzeugt, daß die Vitamingaben das Los der ihm anvertrauten Kranken entscheidend verbesserten und war nicht bereit, dieses Mittel einem Teil seiner Patienten vorzuenthalten.

Dennoch: die Untersuchung erfüllte durchaus anspruchsvolle Kriterien an die Wissenschaftlichkeit. Denn es wurde ein neutraler Arzt von außen hinzugezogen, der die Krankengeschichten völlig unbeeinflußt und unabhängig auswertete und die Überlebenszeiten der Patienten berechnete.

Als diese Begutachtung geschah, war natürlich die Spannung groß. Sollte sich die Hoffnung als Illusion, Selbsttäuschung, Wunschdenken erweisen, die wie eine Seifenblase – konfrontiert mit den »harten Fakten« – zerplatzen mußte?

Die Bangigkeit kurz vor der »Nagelprobe« war unbegründet. Der subjektive Eindruck Camerons fand in den Zahlen nachhaltigen, überprüfbaren Niederschlag: die Patienten *mit* Vitamin C fühlten sich besser, lebten deutlich länger (zum Teil ein Jahr und länger), einige konnten nach Hause zurückkehren und ihre Berufstätigkeit ohne jede Beeinträchtigung wieder aufnehmen (was innerhalb der Kontrollgruppe ohne Vitamin C in keinem einzigen Fall vorkam, obwohl diese Vergleichsgruppe zehnmal größer war als die Zahl der Patienten, die mit Vitamin C in höheren Dosen behandelt wurden).

Nicht nur im »Vale of Leven« kam man zu solchen Ergebnissen.

Am japanischen Fukuoka Torikai Krankenhaus machte sich wenig später ein Ärzteteam daran, die schottische Untersuchung zu überprüfen. Die Ergebnisse waren vergleichbar, zum Teil fielen sie sogar noch günstiger aus was die positiven Wirkungen der Vitamin-C-Gaben anging.

Der Mayo-Klinik-Report oder: Das Ende einer Legende?

Kaum waren die Ergebnisse von Camerons Versuchen der Fachwelt vorgestellt und dort kontrovers und intensiv diskutiert worden, als eine Meldung der Mayo-Klinik wie eine Bombe einschlug. Darin hieß es, Paulings und Camerons Behauptungen seien »endgültig« widerlegt. Wie der Untersuchungsleiter, Dr. Moertel, mitteilte, habe eine Studie an der Klinik ergeben, daß durch zusätzliche Vitamin-Gaben keine therapeutischen Verbesserungen zu erzielen seien.

Die Mayo-Klinik hat nun einen bedeutenden Ruf, was aus diesen Mauern dringt, muß man ernst nehmen. Entsprechend groß war die öffentliche Resonanz und der Verlust an Ansehen für die Befürworter der Vitamin-C-Behandlung.

Und doch, so läßt sich im Nachhinein sagen, bestimmte bei diesem schlagzeilenträchtigen Negativ-Report das Vor-Urteil (nämlich die mißliebige Skepsis) das Ergebnis.

Denn zwar zeigte es sich, daß die Gabe von Vitamin C bei der Behandlung keine Vorteile brachte. Jedoch war es so, daß das Vitamin nur vorübergehend verabreicht wurde und lange vor dem Ende des Beobachtungszeitraums wieder abgesetzt worden war. Wenn die Patienten »trotz Vitamin C« starben, so hatten sie oft bereits ein Jahr lang keine zusätzlichen Ascorbinsäuregaben erhalten.

Cameron, Pauling und die japanischen Forscher dagegen waren bemüht gewesen, zu zeigen, wie sehr es gerade darauf ankam, daß besonders krebskranke Menschen sich den Wirkstoff lebenslang und ununterbrochen zuführen. Außerdem war folgendes nicht beachtet worden: während im »Vale of Leven«-Krankenhaus beispielsweise nur ganz wenige Patienten behandelt wurden, die bereits eine »harte« Chemotherapie hinter sich hatten, war das Immunsystem der Patienten der Mayo-Klinik durch solche Behandlungsweisen bereits zum Zeitpunkt der Studie entscheidend gestört.

Von einer Vergleichbarkeit der Untersuchungen konnte also keineswegs gesprochen werden. Dr. Moertels Aussage, vom amerikanischen Krebsinstitut verbreitet, Camerons Thesen seien »endgültig widerlegt« war unter diesem Gesichtspunkt geradezu fahrlässig. Auch heute noch haben die hoffnungsspendenden Beobachtungen, die Ende der 70er Jahre in Schottland und Japan gewonnen wurden, ihre Gültigkeit und Aussagekraft nicht verloren.

Hoffnungen sind erlaubt – Wunder nicht an der Tagesordnung

Das vorliegende Kapitel soll nur einen Eindruck vermitteln von den so vielfältigen wie weitreichenden Möglichkeiten des weißen Pulvers. Die Ausführungen zum Krebs stehen stellvertretend für weitere Zivilisationsleiden. Und entsprechende Zusammenhänge wurden nicht leichtfertig hergestellt, dies sei noch einmal betont und mit wenigen Hinweisen belegt:

Tatsache ist beispielsweise: der Vitaminbedarf des Krebskranken ist deutlich erhöht (Prof. Paul Lüth), besonders wenn bereits Metastasen vorliegen. In diesem Falle benötigt der Patient – im Vergleich zum Gesunden – doppelt soviel von der Substanz (nach A. H. Minor, 1945).

Außerdem haben N. Krasner und Mitarbeiter in einer Untersuchung festgestellt, daß der Vitamin-C-Spiegel (Gewebe) bei Erkrankungen erniedrigt ist. Man spricht sogar von einer Symptomatik vergleichbar einem »subklinischen Skorbut«.

Der Vitamin-C-Gehalt der Leukozyten (weiße Blutkörperchen) hat sich geradezu als »Maßstab« für unsere Gesundheit bewährt: am höchsten liegen die Werte beim gesunden, leistungsfähigen Menschen; am niedrigsten, so hat man festgestellt, bei Bruskrebspatientinnen.

Gibt es nun jedoch auch direkte Hinweise in der schulmedizinischen wissenschaftlichen Forschung darauf, daß mit Ascorbinsäure Therapieerfolge bei Tumoren zu erzielen sind?

Die Autoritäten antwortet darauf sofort: »Nein!«

Wer sich der Mühe unterzieht, in ihren Annalen selbst etwas zu blättern, wird sich mit seinem Urteil zurückhalten.

Während der 70er Jahren gab es Versuche, die belegten, daß Vitamin C zumindest im Tierversuch – bei Mäusen – das Krebswachstum hemmt (Yamafuji, 1971; Omura, 1974). Bei Blutzellkulturen von Leukämiekranken konnte durch Zusatz von Vitamin C das Wachstum der entarteten Zellen um 7% gebremst werden (Universität Kansas, medizinisches Zentrum). In Frankreich und wiederum in den USA machte man ähnliche Versuche zum Hautkrebs. Ascorbinsäure vermochte das Wuchern der bösartigen Melanomzellen um die Hälfte einzudämmen.

In der Fachzeitschrift »Nature« wurde 1980 beschrieben, wie die Ascorbinsäure (in Verbindung mit Kupfer) sich als besonders wirksam erwies. Bei Anwendung einer solchen Mischung zeigte es sich, daß Tumorzellen im Wachstum stark gehemmt wurden, normale Zellen dagegen kaum, und man resümierte: »Das Vitamin C behindert mit größter Wahrscheinlichkeit das Wachstum wuchernder Krebszellen und das erklärt vielleicht einige der krebshemmenden Wirkungen von denen berichtet worden ist«. Prof. Lüth kam deshalb zu dem Ergebnis, daß es sich beim Vitamin C um ein »Krebszellgift« handeln mußte.

So unisono die Ascorbinsäure als »Krebsmittel« auch in der Ärzteschaft abgelehnt wird – die Front der Ächtung ist nicht mehr völlig geschlossen. Bereits 1981 fand in Warwick ein Vitamin-C-Symposium statt. Dabei wurden einige »Interna« bekannt: mindestens zwei der großen schulmedizinischen Krebsbehandlungszentren der Welt setzten schon damals Vitamin C zur Begleitbehandlung in der Therapie ein (wenn auch oft in nicht eben gerade erheblichen Mengen weit unter einem Gramm pro Tag). Erfahrungsgemäß, so lautet bisher die Einschätzung, verbessere sich das Allgemeinbefinden der Kranken und ihre Überlebenszeit. Man vermutet, daß das Vitamin C die Abwehrkräfte stimuliert, was das Tumorwachstum und der Metastasenstreuung entgegenwirkt. Fatal allerdings auch hier: zum Vitamin C greift man erst dann, wenn die Lage des Patienten eigentlich hoffnungslos geworden ist, man ihn aufgegeben hat. Was würde die Ascorbinsäure wohl zu leisten vermögen, wenn sie vorher, in einer Phase noch halbwegs dynamischen Selbsthilfe-Vermögens, einem noch intakten Körper, eingesetzt würde?!

Millionen leben an der Grenze

Die Vitamin C - Rechnung ging und geht so gut wie nie auf!

Der Fluch des Segens

Viele tausend Jahre ist es her, daß der Mensch eine für sein Schicksal ganz entscheidende Entdeckung machte: und zwar die Getreide mit ihren ganzen ernährungsphysiologisch überlegenen inneren Werten.

Oder sagen wir besser so: Die Natur schenkte ihm das »Gold des Feldes«, und er hegte fasziniert diese Gabe weiter, domestizierte das wilde Gras und machte es zur Grundlage seines Wirtschaftens, Handelns und Ernährens.

Und welch ein Einschnitt weltgeschichtlicher Dimension war damit vollzogen, entkam der Mensch damit doch der unmittelbaren, stetigen, verzehrenden Sorge ums tägliche Überleben. Nur durch diese neue, berechenbare und hochwertige Nahrungsgrundlage lokkerte sich allmählich die Umklammerung der permanenten Essenssuche, nur so bildete sich schließlich in kleinsten Schritten eine Arbeitsteilung heraus – und damit Kultur.

Die ersten entwickelteren Siedlungsformen und die Hochkulturen – sie alle standen und fielen mit der Getreidewirtschaft. Das Korn bedeutete Fruchtbarkeit, Leben, und es wurde überall verehrt; das Getreide war die Währung, die das Einzelschicksal und das gesellschaftliche Leben bestimmte, das über Triumph oder Niedergang ganzer Völker entschied.

Dies war alles andere als ein Zufall. Mit der Züchtung des Korns war gleichzeitig ein König unter den Lebensmitteln gekrönt, war einer wachsenden Zahl von Menschen eine Schatzkammer an gesundheitserhaltenden Substanzen geöffnet worden.

Und doch: der »König«, mit reichen Gewändern bekleidet, war an einer Stelle nackt, ein Makel haftete ihm an, der sich durch allerlei ungünstige Umstände auf nicht vorherzusehende Weise als geradezu verhängnisvoll erweisen sollte.

Niemand war seinerzeit in der Lage, dieses Schwachpunktes gewahr zu werden. So konnte auch den Gefahren, so leicht sie aus der Welt zu schaffen gewesen wären, nicht begegnet werden.

Heute haben wir für beides die Mittel: die Blöße des »Königs Korn« zu erkennen und sie problemlos zu bedecken.

Doch nun zum kritischen Punkt: Vergleicht man die Inhaltsstoffe des Getreidesamens mit anderer pflanzlicher Nahrung (z.B. mit Früchten wie Äpfeln), so spricht für das Korn unendlich viel: es schenkt weitaus mehr Energie, enthält wertvollste Fettsäuren und reichlich Bausubstanz für den Körper (Eiweiß), darüber hinaus die unentbehrlichen B-Vitamine, Mineralien und Spurenelemente in reicher Auswahl und Menge.

Und doch – eines werden wir vergeblich in diesem Kosmos im Kleinen suchen: das Vitamin C. Die Mühe wäre umsonst. Denn in der »Trockenkonserve«, die ein Samen ja darstellt, ist der Gehalt an Ascorbinsäure gleich Null!

Weiß man um diesen Umstand, so kann man erst so recht ermessen, auf was der Mensch sich einließ, als er sich ganz und gar der Kraft der Getreide anvertraute.

Er war dort in jeder Hinsicht sicher geborgen – bis eben auf die eine...

Und die Menschheit wuchs. Der Garten der Welt mußte immer mehr Kinder nähren, das Aufbegehren gegen die immer gegenwärtige Gefahr von Hungersnöten vereinigte sich immer deutlicher im Ruf nach Brot.

Dies führte z.B. dazu, daß in den größeren Städten der frühen Neuzeit der allergrößte Teil der Kost der »kleinen Leute« aus Getreidegerichten – fast ohne jede weitere Zutat – bestand.

Und jetzt erst kam die winzige Schwäche des Getreidekorns zum tragen.

Wie anders war es noch zu den Zeiten der »Alten Griechen« gewesen. Schon dort dominierte natürlich das Korn (Gerste, Hirse); jedoch standen auf jeder Tafel auch Nüsse, Feigen, Hülsenfrüchte, Zwiebeln und anderes Gemüse, reichlich Obst. Diese abwechslungsreiche Kost ließ einen merkbaren Mangel nicht aufkommen.

Die – fast – reine Brotkost der späteren Stadtbevölkerungen reichte zum Überleben wohl aus, nicht aber zur Ausbildung der vollen Gesundheit. Das Getreide, an sich der wertvollste aller Bodenschätze, wurde überfordert.

Was unabänderlich eben fehlte, war das Vitamin C.

Außerdem drängten sich immer mehr »geringerwertige Formen« der Getreidekost in den Vordergrund. Der Getreidebrei wich dem Brot, und letzteres wurde später dann durch Ausmahlen des Mehles und die Verwendung des »reinen«, haltbaren Stärkekörpers noch weiter entwertet.

So entwickelte sich also das Korn – eine phänomenale, epochemachende Errungenschaft für die menschliche Gesundheit und Kultur – vom Segen zum Fluch.

Zuerst setzte es sich wegen der ihm innewohnenden Vorzüge durch und verdrängte vorher übliche Nahrungsmittel. Verzaubert verlor der beschenkte Mensch jedoch das Maß: für ihn wurde es das »Ein und Alles« – und er mußte für diese bedingungslose Unterwerfung später bezahlen.

Dies zu durchschauen, bedurfte es jedoch der modernen Naturwissenschaft und ihrer Analytik. Heute sind wir deshalb in privilegierter Position; wir können beides nutzen: einmal die überlegenen Gehalte einer wirkstoffreichen Getreidenahrung, wobei man inzwischen wieder zu ursprünglicheren Verwertungsformen zurückfinden (z.B. auf durch den Keimprozeß erschlossene Getreidekost). Zum anderen können wir jene Stoffe ergänzen, die dem Gold des Feldes abgehen – und dazu gehört an vorderster Stelle das Vitamin C. Auf diese Weise wird es uns möglich, eine neue Qualitätsstufe gesundheitssichernder, wirkstoffreicher Ernährung zu erreichen.

Zur Frage des täglichen Bedarfs

Eine Geschichte folgenreicher Irrtümer

1. Stufe:
Die 30er Jahre. Der amerikanische Arzt A. Heß postuliert einen täglichen Bedarf von 7,5 mg Vitamin C. Er orientiert sich dabei an der Menge, die nötig ist, um einen Erwachsenen vor Skorbut zu bewahren.

2. Stufe:
Eine Koryphäe seines Faches, der berühmte deutsche Ernährungswissenschaftler W. Stepp legt einige Milligramm zu und fordert, täglich mindestens 10-12 mg aufzunehmen.

3. Stufe:
Parallel dazu ermittelt der Physiologieprofessor G.F. Göthlin (Universität Upsala) eine notwendige Zufuhr von 20-30 mg; für Kinder gelten nach Göthlin noch größere Mengen.

4. Stufe:
Ende der 30er Jahre errechnet der Holländer von Erkelen aufgrund eigener Forschungen einen Tagesbedarf von 60 mg.

5. Stufe:
Gander und Niederberger stellen wenig später fest, daß die Nachfrage des Körpers nach Vitamin C jahreszeitlich schwankt. Sie ermitteln für Herbst, Winter und Frühling Werte bis zu 130 mg! Man erkennt, daß eine Vielzahl persönlicher Lebensumstände den Vitamin C-Verbrauch des Organismus beeinflussen.

6. Stufe:
Nun erfolgt ein erster Bruch innerhalb der Forschungstradition. Zu weit liegen die einzelnen Empfehlungen auseinander, zu schwer sind sie »unter einen Hut zu bekommen«. Man fürchtet Übertreibungen und einen unverantwortlichen Rummel um den Wirkstoff. Eine Reihe angesehener Fachleute, darunter W. Stepp, halten dagegen und warnen vor zu euphorischen Erwartungen.

Die Unsicherheit hält bis zum heutigen Tage an. In vielen entsprechenden Nachschlagewerken stehen noch 60 oder 75 mg als Tagesempfehlung. Die Kanadier beispielsweise sollen – wenn es nach den Behörden geht – mit 40 mg auskommen (was dem wissenschaftlichen Standard der 30er Jahre entspricht). Immer wieder wurden Korrekturen versucht. So z.B. 1948, als die nationale amerikanische Ernährungskonferenz eine Anpassung der Zufuhrmengen anregte. Menschen über 50 sollten danach etwa 100 mg täglich aufnehmen, vorausgesetzt, sie sind frei von körperlichen Beschwerden. Falls solche Beeinträchtigungen vorliegen (Muskelschwäche, Gelenkrheumatismus, Gefäßleiden) legte man die Einnahme der dreifachen Menge nahe!

- So ergibt es sich denn in der Realität häufig, daß überraschend große Bevölkerungskreise sich im Einzugsbereich des Mangels bewegen. Unerkannt in Vitamin C-Nöten sind dabei z.B.

- Senioren, besonders alleinstehende ältere Männer, die ihre Ernährung vernachlässigen. Hinzu kommt, daß im fortgeschrittenen Lebensalter die Zähne oftmals ihren Dienst versagen. Folge: es wird weniger frisches Obst, Gemüse oder Vollkornbrot verzehrt – Lebensmittel also, die gerade bei Senioren bevorzugt auf dem Speisezettel stehen sollten.

- Raucher: Der »Glimmstengel« bringt mit der Giftflut für den Körper auch einen höheren Bedarf an Vitamin C.
- Gefährdet sind auch
- Fast-Food-Konsumenten,
- schwangere Frauen und stillende Mütter,
- Alkohol- oder Drogenabhängige sowie vor allem
- Patienten, die auf die regelmäßige Einnahme von Medikamenten angewiesen sind. Hätten Sie beispielsweise gedacht, daß die Einnahme eines so »alltäglichen« Medikamentes wie der Acetylsalicylsäure (Aspirin) zu einem höheren Bedarf an Vitamin C führt? Und solches gilt nicht nur für dieses – noch relativ harmlose – Schmerzmittel.

Bleiben wir noch etwas beim Aspirin. Bekanntlich kann dieser Arzneistoff im Magen zu Blutungen führen – es sei denn, »die Nahrung enthält genügend Vitamin C« (so die Beobachtung eines amerikanischen Forscherteams).

Auch Antibiotika und cortisonhaltige Medikamente »rauben« dem Körper Vitamin C, weshalb im Falle der Einnahme solcher Mittel gleichzeitig für einen Ausgleich bei der Ascorbinsäure gesorgt werden sollte.

Es gibt eine ganze Reihe von Lebensumstände, die zu einem gesteigerten Bedarf führen. Streß in jeder Form gehört dazu, Operationen (hier genügen auch Zugaben von 500 mg Vitamin C nicht, um den vormaligen Serum-Vitamin C-Spiegel aufrechtzuerhalten!), Infektionen oder die »Pille« (Frauen, welche die Anti-Baby-Pille einnehmen haben einen erniedrigten Ascorbinsäure-Pegel im Blut).

Die Vitamin C-Plus-Ernährung

Mit der Entdeckung der Hormone und Vitamine sowie deren Wirkungsweise ging ein alter Wunschtraum der Menschheit in Erfüllung:

Immer schon wollte der Mensch wissen, welche Kräfte es bewirken, daß sich das Leben in seiner vollen Blüte entfaltet.

Hinter diesem Wissensdurst stand natürlich ein handfestes Interesse. War nämlich das Geheimnis des beeindruckenden »Frühlingserwachens« unserer leiblichen Kräfte während der Kindheit und Jugend erst einmal entlockt, hoffte man, nach Belieben das Ereignis von Jugend, Blüte – der Hoch-Zeit unseres Lebens – reproduzieren zu können. In vielen Varianten finden wir diese Idee ausgedrückt, so z.B. im Bild des Jungbrunnens, dessen Wasser den verbrauchten Leib aufnehmen und dem wir frisch und lebensprall wieder entsteigen.

Ganz so einfach war die Sache mit den Vitaminen jedoch nicht, wie überhaupt mit dem »gesunden Leben«. Denn es wird uns dabei nichts in den Schoß gelegt, wir müssen uns unser Glück vielmehr mit Kenntnis und stetem Bemühen verdienen. Es ist nicht möglich, viele Jahrzehnte lang »über die Stränge zu schlagen« und die dadurch bewirkte Zerrüttung mit einer Wunderkur ungeschehen zu machen.

Unsere Erkenntnisse über die Vitamine haben uns vielmehr folgendes gelehrt: Am besten ist es, lebenslang bewußt auf eine ausreichende Versorgung zu achten und dabei zu berücksichtigen, daß »ausreichend« mit optimal gleichgesetzt werden muß. Kaum einem wird es hierbei gelingen, zuviel des Guten zu tun.

Die Vitamine sind die guten Schutzgeister des Stoffwechsels. Ihre Gegenwart befeuert die Körperfunktionen und entfaltet Schutzwirkungen. Sie verhindern damit, daß wir *vorzeitig* altern und anfällig für allerlei Erkrankungen werden.

Dies ist – fast – der einzige mögliche Jungbrunnen, der sich dem verständigen Zeitgenossen von heute offenbart. Wir sagen »fast«, denn im Falle der Ascorbinsäure zeigt sich ein mögliches zusätzliches Element, das der Mediziner Prof. Dr. Lüth einmal so zusammenfaßte:

»Wenn es Stoffe in der Natur gibt, die unserer Gesundheit dienen, etwa in der Nahrung, müßte es möglich sein, zu untersuchen, ob nicht eine Steigerung ihrer Menge, also die Dosierung, eine nächste Qualität erreicht, nämlich die der Fähigkeit, die verlorene Gesundheit wiederzugewinnen.«

Für »verlorene Gesundheit« können wir in unserem Zusammenhang ohne weiteres verlorene Jugendlichkeit setzen, und vieles, über das wir im Buch bereits berichtet haben, deutet darauf hin, daß zumindest beim Vitamin C von einer solchen »nächsten Qualität« gesprochen werden kann.

Jedermann wird es deshalb von Nutzen sein, so früh wie möglich mit einer bewußten »Vitamin C-Plus-Ernährung« zu beginnen, was soviel bedeutet, wie sich zielgerichtet zur üblichen Normalkost zusätzliche Mengen an diesem wertvollen Spurenstoff unserer Lebensmittel zuzuführen.

In diesem Kapitel führen wir deshalb einige Grundsätze auf, die hierbei zu beachten sind und weisen auf Vorkommen und geeignete Vitaminquellen hin.

Reines Vitamin C als Pulver

Hierbei handelt es sich um die preiswerteste Form der Nahrungsergänzung. Ascorbinsäure in kristalliner Form kann ein jeder überall in Fachgeschäften (Drogerie, Apotheke, Gesundheitsecke im Supermarkt) erstehen.

Reichert man damit seine Nahrung – durch Auflösen in Wasser, als Zugabe zum Müsli z.B. – an, so sollte man dies

- **über den Tag bis zum Abend verteilt in kleinen Portionen tun.**

Damit wird erreicht, wie Linus Pauling betont, daß der Vitamin C-Spiegel im Blut und in den Geweben gleichmäßig hoch bleibt.

Hinzu kommt – ein Gesichtspunkt, der in den amerikanischen Veröffentlichung überraschenderweise unerwähnt bleibt –, daß bei einmaligen größeren Portionen das Vitamin nur zum geringeren Prozentsatz ausgewertet wird (von 5 g werden so beispielsweise nur etwa 1 g letztendlich im Darm resorbiert). Verteilt man diese Menge jedoch auf 5 Portionen erhöht sich der Ausnutzungsgrad auf etwa 80 Prozent.

Es dürfte einiges dafür sprechen, Vitamin C-reiche Kost insbesondere auch

- **abends** zu sich zu nehmen.

Wir wissen, daß der die Nachtruhe eine Phase intensiver Erholung und innerer Reinigung darstellt. Die dabei ablaufenden Austausch- und Reparaturprozesse laufen am besten in einem wirkstoffgesättigtem Medium ab.

Weiterhin wird empfohlen, Vitamin C regelmäßig, und zwar

- **jeden Tag** einzunehmen.

Machen Sie daraus also eine – gute – Gewohnheit, ohne sich dabei ganz starr zu verhalten. Denn es gibt Phasen, in denen wir extremen Belastungen ausgesetzt sind, z.B.

- Prüfungen
- schwere berufliche Anforderungen
- Kontakt mit Krankheitserregern
- psychische Belastungen (Verlust des Partners u.ä.)
- Depressionen usw.

In allen diesen Fällen sollten wir schnell reagieren und die Wirkstoffversorgung des Organismus unverzüglich verbessern – was im Hinblick auf das Vitamin C am leichtesten und problemlosesten zu bewerkstelligen ist.

Noch ein Wort zum Umgang mit reinem Vitamin C: In den meisten Präparaten ist es stabil und bleibt mehrere Jahre wirksam. Allerdings sollte es vor Licht und Luftzutritt geschützt werden (entweder in der Originalpackung oder aufbewahrt in einem dunklen Glasgefäß). In Wasser aufgelöst wird Vitamin C bald oxidieren und sollte deshalb innerhalb kurzer Zeit, am besten am selben Tag, aufgebraucht werden.

Besonders interessant ist natürlich die Frage, wieviel Vitamin C der Mensch nun wirklich täglich einnehmen sollte. Es gibt hier, soviel läßt sich mit Bestimmtheit sagen, große individuelle Schwankungsbreiten. Wir zitieren deshalb einige amerikanische Experten.

- Linus Pauling empfiehlt in seinem Buch »How to live longer and feel better«: 1 g bis 18 g (!).

- B. Leibovitz: 2,5 g.
- R.J. Williams, ein bedeutender amerikanischer Ernährungsforscher und Autor vieler Standardwerke: 2,5 g.

Die meisten Vitamin-C-Protagonisten empfehlen zwischen 1 g bis 3 g, und manches spricht für Linus Pauling und seine Anhänger, die wohl über die gründlichsten praktischen Erfahrungen im Umgang mit der weißen Wundersubstanz verfügen, wenn man sich auch durchaus eine gesunde Skepsis gegenüber möglichen Übertreibungen bewahren sollte. Pauling selbst – dies sei der Vollständigkeit halber noch erwähnt – nimmt, wie er in seinen Schriften zuletzt mitteilte, täglich etwa 12 g ein, bei Grippewellen u.ä. deutlich mehr.

Dies alles unterscheidet sich natürlich sehr erheblich von den Werten, welche beispielsweise die Deutsche Gesellschaft für Ernährung (DGE) als täglichen Bedarf errechnet hat (75 mg).

Soviel läßt sich jedenfalls sagen: aus den vielfältigen, weltweiten Forschungen der vergangenen 60 Jahre zum Vitamin C läßt sich die begründete Hoffnung und Erwartung ableiten, daß wir alle spürbar davon profitieren werden, wenn wir uns über das übliche Maß hinaus – also optimal statt bloß »ausreichend« – bewußt ascorbinsäurereich ernähren.

»Natur oder Chemie?«

Vitamin C können wir auf verschiedene Art und Weise zu uns nehmen. Durch den Verzehr von Früchten (siehe Tabelle weiter unten) beispielsweise oder in reiner, kristalliner Form.

Handelt es sich bei letzterem um »Chemie«, im Gegensatz zur »Natur«?

Wir verstehen sehr gut entsprechende Empfindlichkeiten und Bedenken. Und doch kann der Verbraucher versichert sein, daß sie – im Falle des Vitamin C – kaum angebracht sind.

Die Ascorbinsäure-Kristalle wirken in gleicher Weise und sind in gleicher Weise zusammengebaut wie das Vitamin C in den Pflanzen. Der Mensch konnte sich hier nur an der Natur orientieren und ihre Schritte nachvollziehen.

Natürlich ergibt es wenig Sinn, einzelne Wirkstoffe aus unseren Lebensmitteln zu entziehen, nur um sie dann dem Körper in isolierter Form doch wieder zuzuführen.

Jedem wird es einleuchten, daß man bemüht sein sollte, lebensnotwendige Substanzen im Gesamtverband – so wie sie die Lebensmittel anbieten – aufzunehmen; denn an diese Form der umfassenden Sättigung unserer Stoffwechselbedürfnisse sind wir seit jeher angepaßt, und dabei läßt sich am wenigsten falsch machen und versäumen.

Wie sich jedoch im Verlaufe unserer Darstellung zeigte, haben wir es im Zusammenhang mit dem Vitamin C mit einer Problematik ganz eigener Art zu tun, um einen über ganze Phasen der Menschheits-Entwicklung und -Geschichte vernachlässigten Nahrungsfaktor.

Der Ausgleich des hier geradezu alltäglich gewordenen Nothaushaltes vermag eine Reserve zu schaffen für mehr Vitalität, für stärkere Widerstandskraft und damit für eine stabilere Gesundheit und Lebensqualität. Diese »Reserven« können mobilisiert werden, indem wir z.B. reichlich Südfrüchte, Paprika, Kohlgemüse zu uns nehmen, und dies alles möglichst frisch und naturbelassen.

Dennoch wird es damit oft nicht gelingen, die erwünschten Mengen Tag für Tag zu erreichen – denn Regelmäßigkeit ist in Sachen der Wirkstoffversorgung oberstes Gebot.

So empfahl Prof. Dr.med. Paul Lüth beispielsweise »in gesunden Tagen« die Aufnahme von mindestens 200 mg Vitamin C; »in kranken Tagen« sollte es keinesfalls weniger als 1 Gramm sein.

Zieht man dies in Betracht, so versteht sich von selbst, daß man auf zusätzlich überall verfügbare Vitamin-C-Quellen gerne zurückgreifen wird. Man kann dies mit gutem Gewissen tun, da solche Gaben das komplexe Gefüge der feinstofflichen Wirkungen im Organismus nicht durcheinanderbringen (anders z.B. als im Falle der B-Vitamine, die als Komplex, nicht isoliert, dem Stoffwechsel angeboten werden sollten). Sie werden in gleicher Weise verwertet wie natürliche Ascorbinsäure in den Früchten.

Prof. Lüth, der selbst wenn immer dies möglich war der Natur gegenüber der Pharmazie den ihr gebührenden Vorrang einräumte, warnte davor, im Hinblick auf das Vitamin C »den Fehler zu machen, alles Synthetische grundsätzlich abzulehnen«. Dadurch würde man um die Früchte eines bedeutenden Fortschritts betrogen. Vielmehr sollten wir es »jedem einzelnen überlassen, welche Form er wählt, wenn er seinen Vitamin-C-Haushalt stabilisieren will«.

Und schließlich: der zusätzliche Nutzen von sog. »Mega-Dosen« bei Vitaminen (z.B. mehr als 1 Gramm Ascorbinsäure pro Tag) mag in der Ernährungswissenschaft umstritten sein. Schädliche Nebenwirkungen, hierüber stimmen die Fachleute inzwischen weitgehend überein, sind selbst bei höherem Verzehr nicht zu befürchten, sieht man einmal von vorübergehendem Durchfall ab.

So kommen den alle neueren Untersuchungen zu den Ergebnissen: »Vitamin C wird vom Menschen sowohl bei oraler Zufuhr als auch bei parenteraler Applikation (= durch Injektionen) ohne irgendeine unerwünschte Nebenerscheinung gut vertragen... Daß selbst außerordentlich hohe Dosierungen völlig unbedenklich sind, ergaben die vielfältigen Erfahrungen mit diesem Naturstoff praktisch auf allen Gebieten der Medizin und Ernährungslehre« (Dr. Ursula Wintermeyer).

Linus Pauling beispielsweise nimmt, wie er in seinem neuesten Buch mitteilte, seit Jahrzehnten durchschnittlich 12 Gramm und mehr Vitamin C pro Tag zu sich – und es scheint ihm bestens zu bekommen, steht er doch im 10. Lebensjahrzehnt und reist als gefragter Vortragsredner von Kontinent zu Kontinent!

Anhang

Vitamin C in Lebensmitteln

Bitte wundern Sie sich nicht, wenn das Gemüse in dieser Aufstellung an oberster Stelle steht. Denn entgegen der landläufigen Auffassung übertreffen diese Gartenfrüchte im Hinblick auf das Vitamin C das Obst in vielen Fällen (Ausnahmen bestätigen die Regel).

Und hier stoßen wir auch auf vertraute Probleme: der geringere Teil des Gemüses wird roh verzehrt, und noch weniger frisch nach der Ernte. Durch Erhitzen, durch Lagerung und Lichteinwirkung, vermindert sich jedoch der Vitamin C-Gehalt der Lebensmittel, wie wir gesehen haben, zum Teil beträchtlich. Die unten aufgeführten Zahlenwerte sind also mit etwas Vorsicht zu genießen. Sie können die tatsächliche Versorgungssituation nur unzulänglich widerspiegeln und nur als grobe Orientierung gelten.

So manches ascorbinsäurereiches Gewächs hat leider für die menschliche Ernährung praktisch keine Bedeutung. So z.B. die Hagebutte, eigentlich »Königin« unter den Vitamin C-Spendern (1250 mg pro 100 g), Sanddornbeeren (450 mg) oder die exotische Acerola-Kirsche, Rekordhalterin mit 1,6 g pro 100 Gramm Fruchtgewicht. Deshalb wurde auch darauf verzichtet, solche Früchte in unsere Tabelle mit aufzunehmen.

Die angegebenen Werte beziehen sich immer auf 100 g Ware.

Gemüse

Petersilie (165 mg)
Paprika (140 mg)
Meerrettich (117 mg)
Rosenkohl (114 mg)
Broccoli (110 mg)
Grünkohl (110 mg)
Fenchelkraut (95 mg)
Blumenkohl (75 mg)
Kohlrabi (65 mg)
Gartenkresse (60 mg)

Spinat (50 mg)
Brunnenkresse (50 mg)
Rotkraut (55 mg)
Wirsing (50 mg)
Weißkraut (45 mg)
Chinakohl (35 mg)
Feldsalat (30 mg)
Radieschen (28 mg)
Lauch (25 mg)
Grüne Erbsen (23 mg)
Tomaten (22 mg)
Spargel (21 mg)
Sauerkraut (20 mg)
Grüne Bohnen (16 mg)
Zucchini (16 mg)
Kartoffeln (14 mg)
Kopfsalat (14 mg)
Sojasprossen (8 mg)

Obst

Johannisbeere, schwarz (180 mg)
Papaya (70 mg)
Erdbeere (60 mg)
Zitrone (53 mg)
Orangen (50 mg)
Grapefruit (40 mg)
Mango (37 mg)
Johannisbeere, rot (40 mg)
Stachelbeere (35 mg)
Mandarine (30 mg)
Zuckermelone (30 mg)
Himbeere (25 mg)
Heidelbeere (20 mg)
Ananas (19 mg)
Brombeere (18 mg)
Kirsche (12 mg)
Banane (11 mg)
Apfel (10 mg)
Pfirsich (9 mg)

Im Vergleich dazu:
Geringe Mengen/Spuren oder gar kein Vitamin C enthalten:

Milch (-Produkte)
Ei
Butter
Margarine
Fleisch (-Produkte)
Fisch
Getreide
Reis
sonstige Samen
Nudeln
sowie Schalenfrüchte, Nüsse
(Ausnahme: Edelkastanie, 25 mg)

Bibliographie (Auswahl)

W. Bayer u. K.H. Schmidt: **Vitamin C**. Aktueller wissenschaftlicher Erkenntnisstand. Editiones »Roche«, Basel 1987.

E. Cheraskin u.a.: **Vitamin C – so nötig wie Sauerstoff**. Hoernemann Verlag Bonn 1985.

M.-E. Lange-Ernst: **Vitamin C**. Wilhelm Heyne Verlag München 1986.

Paul Lüth: **Gesund durch Vitamin C**. Econ Verlag Düsseldorf 1986.

Linus Pauling: **Vitamin C und der Schnupfen**. Verlag Chemie Weinheim 1972.

Linus Pauling: **Das Vitamin-Programm**. Goldmann Verlag, München 1992 (Taschenbuchausgabe).

P.-G. Seeger u. W. Schacht: **Die Bedeutung der Ascorbinsäure (Vitamin C) als Redoxkatalysator** und Aktivator des Zellstoffwechsels speziell als Zellatmungsgenerator von Krebszellen. Verlag für Medizin Dr. Ewald Fischer Heidelberg o.J.

U. Wintermeyer: **Vitamin C**. Entdeckung, Identifizierung und Synthese. Deutscher Apotheker Verlag Stuttgart 1981.

Journal für gesundes Leben

© Verlag Norbert Messing · Postfach 1217 · 76663 Bad Schönborn
Telefon (07253) 3718 · Telefax (07253) 33955

Zwei »Geheimrezepturen« der Natur!

Soeben in 2. Auflage neu erschienen:

Die Säure-Basen-Balance

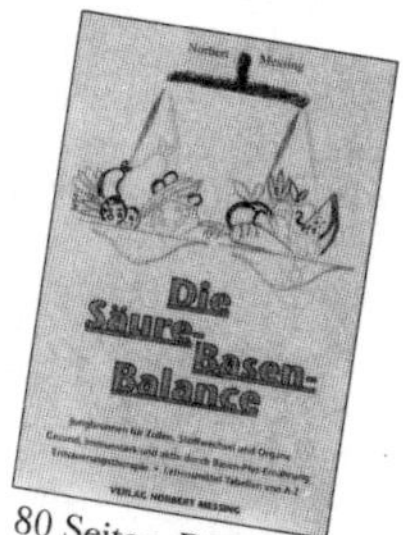

80 Seiten, DM 15,-

Macht ● ***Übersäuerung*** krank? Wie lassen sich Risiken erkennen und meistern? Neue Hinweise zur Möglichkeit der ● ***Lebensverlängerung***. Praktische Tips zur ***Schutzkost*** (Basen-Plus-Ernährung). Umfassende Tabellen geben Auskunft zum ● ***Säure- und Basengehalt aller üblichen Lebensmittel***, und zwar auf der Grundlage ● ***neuester Analysenwerte!***

NEU in der 2. Auflage: ● Warum praktisch alle chronischen Leiden heilbar sind. ● Entsäuerungstherapie ganz konkret!

Wer glaubt, er weiß genug über Vitamin C – der irrt!

Das praktische „Handbuch vom Vitamin C" zeigt Ihnen, wie Sie die geradezu wundersame dreifache Wirkung des Stoffes konkret und sofort für Ihr Wohlergehen nutzen können, wie Sie nämlich

Ihr Immunsystem nachhaltig kräftigen

(z.B. gegen innere Feinde wie Krebszellen oder äußere Eindringlinge wie Bakterien oder Viren),

sich vor gefährlichen Schadstoffen schützen und jugendliche Frische

auch in späteren Lebensjahren bewahren und Ihre geistige und körperliche Spannkraft und Flexibilität zuverlässig erhalten können.

neu!

Handbuch vom Vitamin C

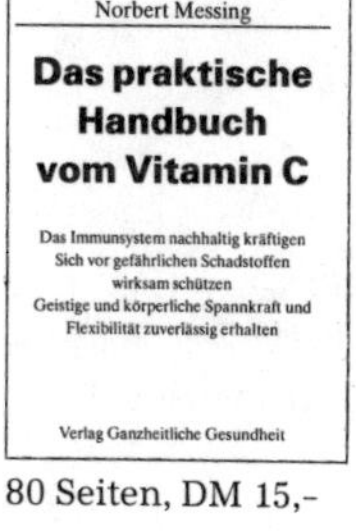

80 Seiten, DM 15,-

Informieren Sie sich näher darüber in unserem neuen, spannend geschriebenen Ratgeber. Lernen Sie ein wirksames, hilfreiches Prinzip der Natur kennen: Die Chance, Ihren Stoffwechsel zu „ökonomisieren" und dadurch an Widerstandskraft spürbar zu gewinnen.

Ernährung – Generalschlüssel zu den „Schatzkammern der Gesundheit“!

3. und erweiterte Auflage:

Geistig jungbleiben

Ein bekannter Ganzheitsmediziner offenbart hier das Geheimnis

- anhaltender „geistiger Jugend“

und zeigt, wie

- Gedächtnis, Konzentration und Intelligenz dauerhaft erhalten bzw. gestärkt werden können.

Als wahre Lebenselixiere für das Nervensystem erweisen sich dabei natürliche Wirkstoffkomplexe, die auch das wirksamste Mittel darstellen, um schweren Formen der Hirnleistungsstörungen vorzubeugen (Demenz, Alzheimer Krankheit).

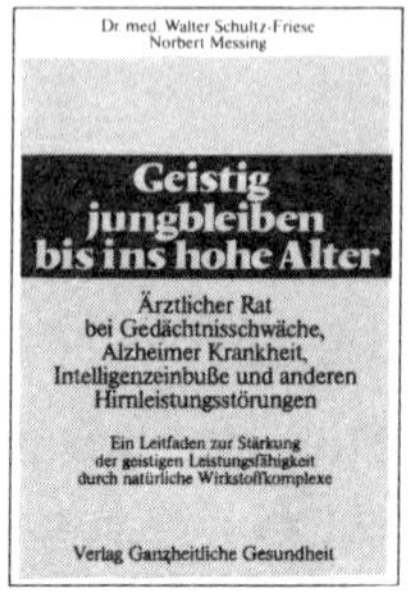

88 Seiten, DM 16,50

Soeben in 6. Auflage erschienen:

Praktische Ernährungsmedizin

Es gibt seit langem Beweise dafür, daß

- Herzinfarkt/Arteriosklerose
- Krebs
- Diabetes und andere Stoffwechselleiden
- sogenannte Alterserscheinungen

durch hochwertige natürliche Nahrungssubstanzen vermeidbar, beeinflußbar, ja in vielen Fällen heilbar sind!

Wie Sie dieses Wissen nutzbar machen können, erfahren Sie aus dem Ratgeber »Praktische Ernährungsmedizin«.

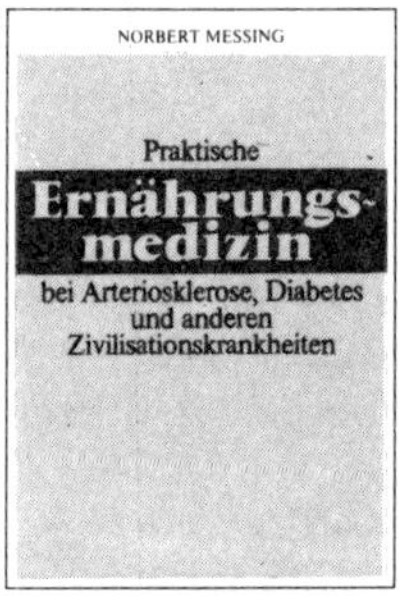

112 Seiten, DM 18,–

neu!

Stark erweiterte Neuauflage:

Heilen mit Bierhefe

Wunderlebewesen und Wirkstoffmulti der Natur hat man sie genannt: die Bierhefe. Aus ihrem

- Reichtum an lebenswichtigen Inhaltsstoffen

erklärt es sich, warum diese Natursubstanz so vielfältige Wirkungen entfaltet, so. z.B.

- als bedeutender Träger von Schutzfaktoren gegen Umweltgifte und
- bei Gefäßerkrankungen (Herz, Durchblutung), Diabetes, Leberkrankheiten, Hautproblemen und sogar bei Krebs.

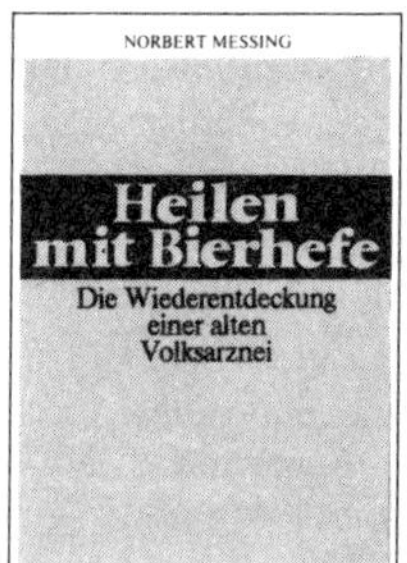

ca. 110 Seiten, DM 18,–
(vorher: 60 Seiten)

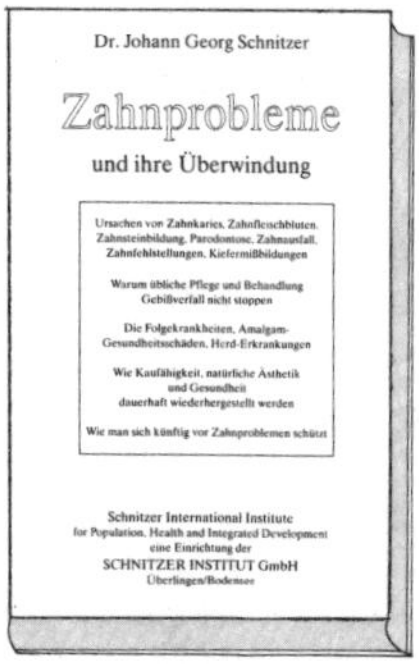

190 Seiten, DM 19,80

Zahnprobleme beseitigen

Der bekannte Ernährungsforscher und Zahnarzt Dr. J.G. Schnitzer erläutert in diesem neuen Ratgeber die Ursachen von Zahnstörungen, warnt vor ● Herderkrankungen und ● Amalgam-Gefahren. Vor allem zeigt er, wie man ● Zahnprobleme beseitigt und sich dauerhaft davor schützt.

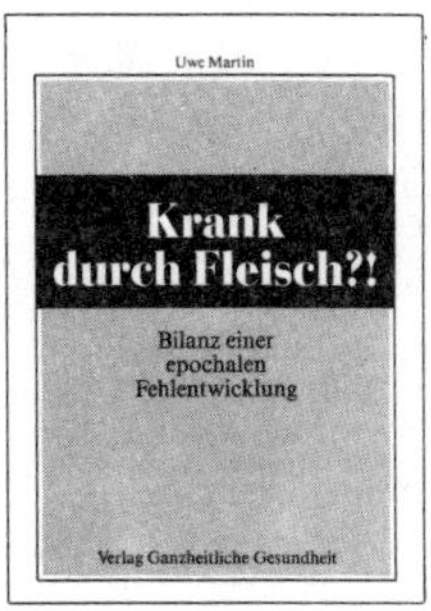

48 Seiten, DM 10,–

Krank durch Fleisch?!

● Sind Fleischwaren dem Menschen wirklich zuträglich und angemessen?

● Wie steht es um Tierarzneimittel, Hormone, um ethische Aspekte der Massentierhaltung?

Hier erfahren Sie alles Wesentliche einschließlich eines ausführlichen Anschriftenkataloges (Verbraucherschutz-Initiativen u.a.)

Hefen und Bakterien stärken unsere Gesundheit!

Wußten Sie z.B., daß viele chronische Leiden in einem abwehrstarken Körper praktisch keine Chance haben, und daß bestimmte Mikroorganismen für eine solche ● »Immunität« sorgen können?

Wußten Sie z.B., daß Hefen bei Mykosen (Pilzerkrankungen) helfen und eine ● intakte Darmflora die beste Gesundheitspolizei überhaupt darstellt?

Wußten Sie z.B., daß es bei den Lebensmitteln ein ● »probiotisches Prinzip« (= für das Leben statt »Antibiotika« = gegen das Leben) gibt? Innerhalb dieser hochwirksamen Schutzkost gegen Herzinfarkt, Krebs, Allergien u.a. spielen ● fermentierte Lebensmittel (Milchsäurebakterien, Hefen) eine besondere Rolle.

Dies alles und noch viel mehr hilfreiche Erkenntnisse aus 5000 Jahren Erfahrungsheilkunde und dem Wissensschatz der zeitgenössischen Forschung bietet – praktisch ausgerichtet und allgemeinverständlich geschrieben – der vorliegende Ratgeber.

Hinweis an unsere Kunden: Das Buch erschien in erster Auflage unter dem Titel »Der Segen aus dem Mikrokosmos«. Bitte beachten!

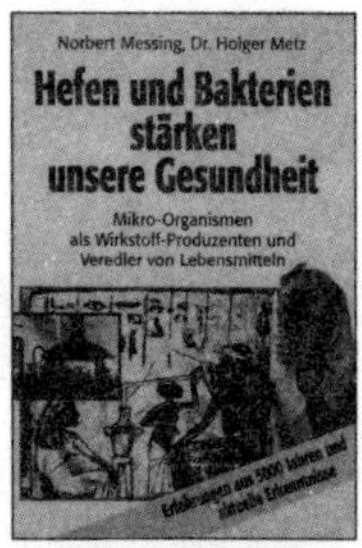

150 Seiten, DM 22,80

Darmträgheit naturgemäß heilen!

Eine gute Verdauung ist der ● Schlüssel zum Wohlbefinden, denn wie ein arabisches Sprichwort schon im Mittelalter wußte: »Der Darm ist der Vater aller Trübsal«.

Das vorliegende Praxis-Buch zeigt konkret, anschaulich und leicht nachvollziehbar, wie ● gestörte Verdauungsabläufe – und damit die Ursache zahlreicher Krankheiten – ganz ohne Medikamente grundlegend beseitigt und geheilt werden können.

Ein Buch direkt aus der ● Sprechstunde eines erfahrenen Arztes.

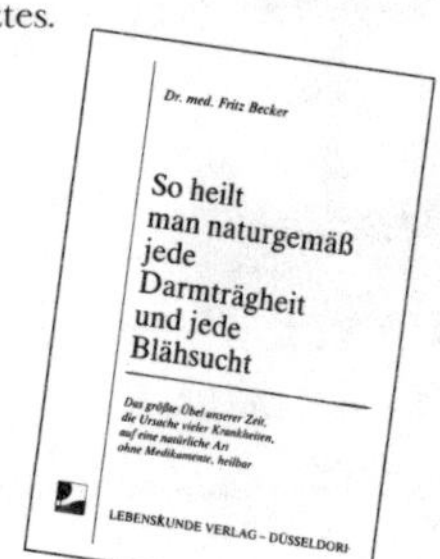

80 Seiten, DM 16,80

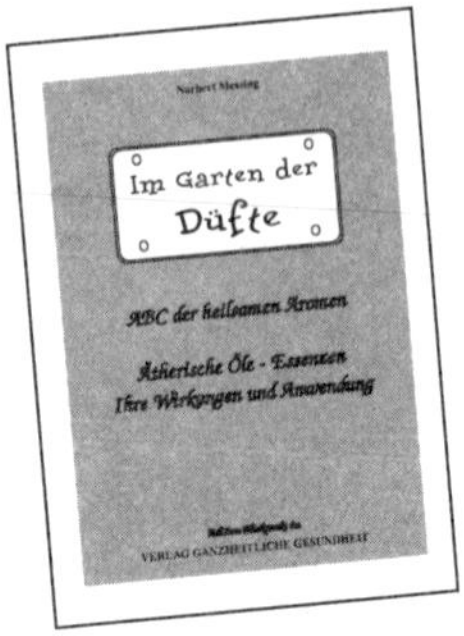

80 Seiten, DM 15,-

Aromatherapie konkret!

In dieser Neuerscheinung erfahren Sie alles über die Möglichkeiten (und Grenzen) heilsam-balsamischer Duftöle für alle Lebenslagen, für kranke und gesunde Tage.

Aus dem Inhalt: ● Therapie mit Aromen? ● Was sind »ätherische Öle« oder »Essenzen«? ● Hauptwirkungsweise der Duftöle ● Duftöle in der Anwendung (Inhalation, Massage, Einnahme, Duftlampe) ● Lexikon der Duftöle (von Anis bis Zypresse).

Ratgeber Fastenkuren

- mit einem ABC des Heilfastens (Buchinger, Mayr, Breuß u.a.)
- einer ausführlichen Vorstellung zahlreicher Fastenhäuser für Klinik, Kur und Urlaub in Wort und Bild.

Ein unentbehrlicher Ratgeber für Entschlackung und Abnehmen ohne Risiko!

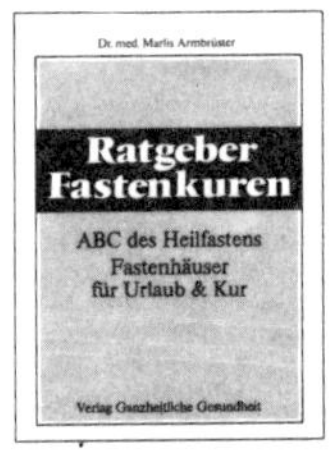

64 Seiten, DM 12,-

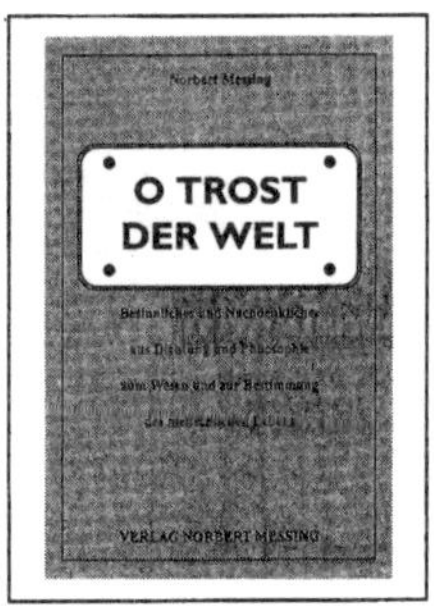

48 Seiten, DM 10,-

O Trost der Welt

Ein ermunterndes Geschenk für sich und Nahestehende. Das kleine Buch gibt ● wertvolle Gedanken aus Dichtung und praktischer Philosophie weiter, die Mut machen. ● gelassener, freudvoller seine Tage zu verbringen und zur wahren ● Lebenskunst zu finden. Die Themen sind zeitlos: Liebe, Heimat, Natur, Glück, Gesundheit, Beruf(ung) ...

neu!

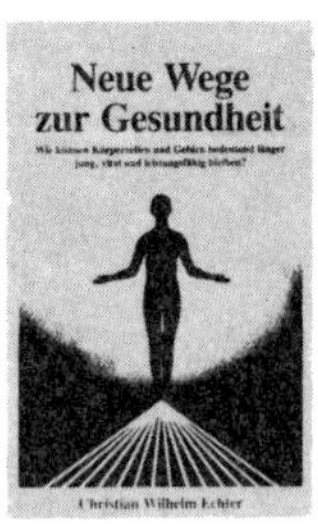

196 S., geb., DM 26,-

Neue Wege zur Gesundheit

... eröffnet mit dieser Neuerscheinung ein bekannter Ernährungsexperte und erfahrener Seminarleiter:

- Wie bremst man den Alterungsprozeß der Körperzellen?
- Der präzise funktionierende Darm: ein solides Fundament, um länger jung, gesund und vital zu bleiben.
- Welche speziellen Heilwirkungen haben die einzelnen Gemüse-, Obst-, Getreide- und Kräutersorten?
- Tips bei Verdauungsstörungen und Kostumstellung. Natürliche Enzymquellen.
- 21 pikante und symbiosefreundliche Rezepte zur Regeneration der lebenswichtigen Darmflora!

1-Minuten-Körper-Check: neu!

Fitneß und Verjüngung für Millionen!

Fernsehsender holten den Autor vor die Kameras, und eine große deutsche Zeitung schrieb: ● »Sportärzte sind begeistert vom **1-Minuten-Körper-Check**, den der 65jährige Lothar Boländer entwickelt hat. Sein Programm ist so gut, daß es jetzt als Buch erschienen ist«. Mit 48 Jahren hoffnungslos erkrankt, beschloß er, ein neues Leben zu beginnen und »verschrieb« sich den **1-Minuten-Körper-Check**, den er selbst entwickelte. Eine ● Verjüngungskur, die ihn bald topfit und sogar zum Drachenflieger machte! Das Buch enthält 103 farbige Abbildungen und ein ● Übungsposter.

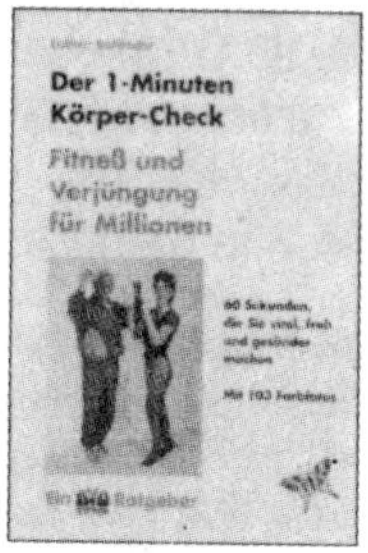

80 Seiten, DM 19,80

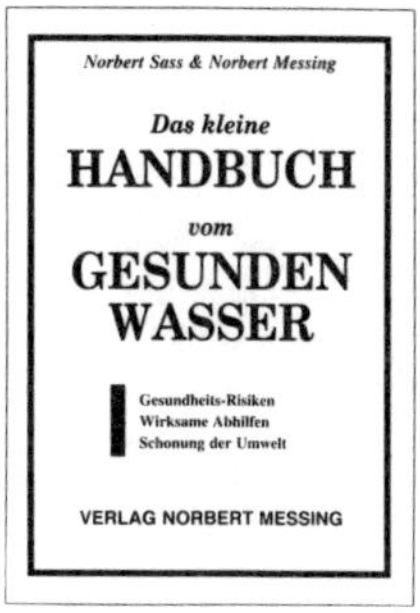

40 Seiten, DM 10,-

(Gesundes) Wasser ist Leben! neu!

Wasser ist das »Beste aller Dinge« für unsere Gesundheit - doch sind seine Quellen heute oft getrübt (Schadstoffe, Nitrat). Der soeben erschienene Ratgeber bietet eine Bestandsaufnahme und zeigt z. B., wie ● krebserzeugende Nitrosamine und krankmachende Schwermetalle vermieden werden können. ● Mineralwasser und verschiedene ● Filter-Reinigungssysteme stehen auf dem Prüfstand. ● Tips zum Wassersparen sowie ein ● Adreß-Service u. a. zum sog. ● »belebten Wasser« nach Schauberger, Grander u. ä. schließen sich an.

Neu und aktuell!

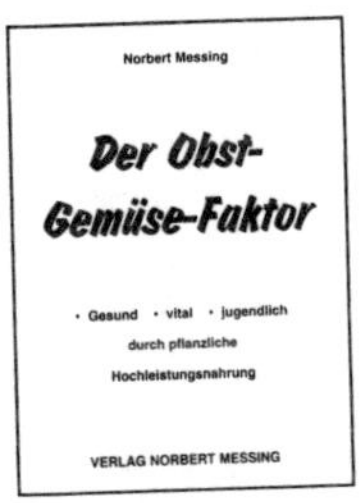

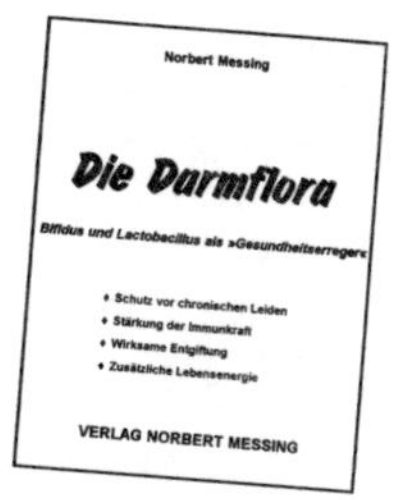

Äußerst spannend ist es, was sich gegenwärtig in der Medizin tut: Man ist nämlich dem Geheimnis jener Stoffe auf der Spur, die »Gesundheit erzeugen«, und dadurch wirksamer als alle Arzneien vor * Herzinfarkt, * Krebs, * Stoffwechselstörungen, * Rheuma, * Allergien, * Leistungsverlust im Alter schützen. Die Stoffe haben viele Namen (z.B. Flavonoide), ihre Quelle ist jedoch leicht zu benennen: vornehmlich besondere Früchte von Feld und Flur. Wie Sie diesen lebensrettenden ***Obst-Gemüse-Faktor*** am besten für Ihr persönliches Gesundheitsschicksal nutzen, erfahren Sie kompakt und gut lesbar in unserer Neuerscheinung!
DER OBST-GEMÜSE-FAKTOR, 1. Auflage 1995, 32 Seiten, DM 8,50

Der moderne Lebensstil schädigt vor allem unsere Verdauung und die ungemein wichtige ***Darmflora***. Hieraus resultieren verschiedene Gefahren (Rückvergiftung aus dem Darm, Krebs, Immunschwäche, Leberschädigungen). Um diesen vorzubeugen, müssen wir die ***Milchsäurebildner*** (Bifidus-Arten, Lactobazillen) des Darms durch unterstützende Maßnahmen fördern. Die symbiotischen Darmbakterien werden dadurch zu ***»Gesundheits-Erregern« und Schutzfaktoren ersten Ranges.*** Hier lesen Sie, was wir dabei gesundheitlich gewinnen und wie wir dieses Wissen praktisch in die Tat umsetzen können.
DIE DARMFLORA, 1. Auflage 1995, 32 Seiten, DM 8,50

Zilgrei – Aktiv gegen den Schmerz!

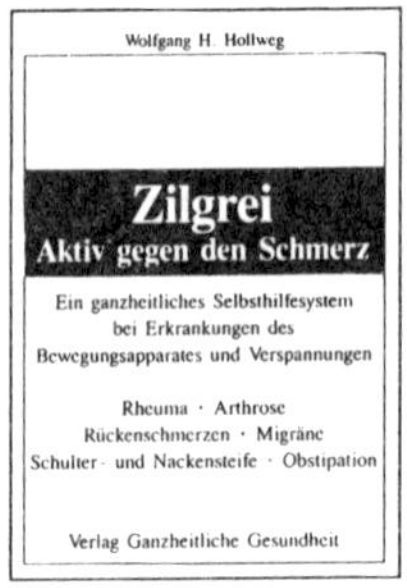

Zilgrei ist ein neuartiges Selbsthilfesystem bei Schmerzen (Rheuma, Migräne u.a.) und kombiniert

- therapeutische Bewegung sowie
- eine spezielle Tiefenatmung.

Es hat sich in vielen Fällen bewährt, wo andere Maßnahmen versagten.

2. Auflage 1995!

Empfohlen vom ZDF und der Stifung Lesen!

64 Seiten, DM 14,–

Gesunde Ernährung - leicht gemacht!

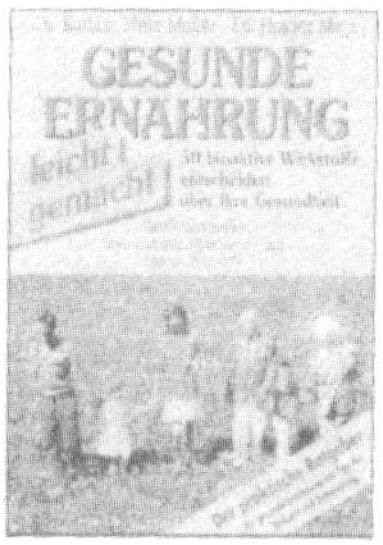

104 Seiten, gebunden, DM 22,80

In dieser Neuerscheinung erfahren Sie alles Wesentliche über jene 50 bioaktive Substanzen, aus denen sich Wohlbefinden, Lebensfreude und Aktivität aufbauen. Die ganze Garde an Schutz- und Wirkstoffen ist vertreten: ●Vitamine, Mineralstoffe, Spurenelemente und eine Vielzahl ebenso kostbarer Wertspender wie ● Coenzyme, Cholin, L-Carnitin, Lecithin, Milchsäure... Alle werden übersichtlich ●tabellarisch vorgestellt, mit Hinweisen auf die gehaltvollsten Lebensmittel, praktischen Einkaufstips und Ratschlägen zur ●Ernährungsumstellung.

Zellenergie durch Q10

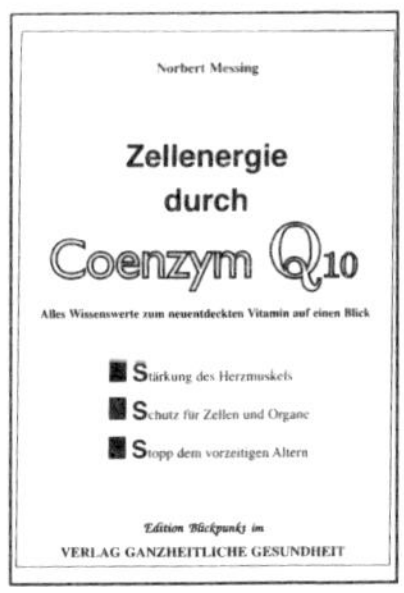

In diesem neuen Ratgeber erfahren Sie alles Wissenswerte zum eben erst entdeckten

- neuen Vitamin Q10, einem Spurenstoff aus der Gruppe der Coenzyme.

Es hat sich gezeigt, daß das Coenzym für die

- Arbeit des Herzen unerläßlich ist und die
- Zellen mit jener Energie beliefert, die sie vor Funktionsverlusten und vorzeitigem Altern schützt.

32 Seiten, DM 8,50

neu!

Praxis der Entschlackung

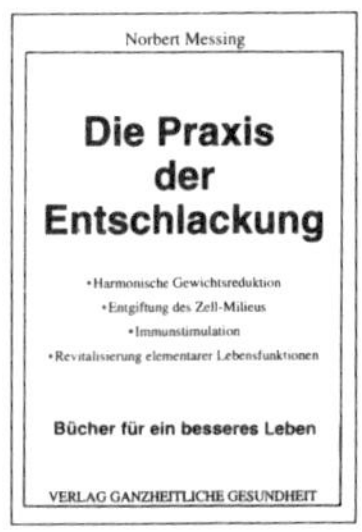

Das neue Buch behandelt ganz zentrale Fragen:

- Wie reinigen wir das Zellgewebe des Organismus und erlauben einen ungestörten Nähr- und Wirkstofftransport sowie gesunde Organfunktionen?
- Wie schaffen wir aktiv jene unerhört wichtigen Voraussetzungen, die es unserem Immunsystem erlauben, seine vielfältigen Schutzfunktionen wirkungsvoll zu entfalten?

80 Seiten, DM 15,–

Einiges aus dem Inhalt: Die wichtigsten Entschlackungstips. **Säfte, Kräuter, Wildpflanzen,** Heilkräuter und ihre Wirkungen. **Säure-Basen-Haushalt.** Die Bedeutung des **Chlorophylls,** Säfte-Cocktails für besondere Lebens- und Problemlagen. **Tagesprogramme** für Entschlackungskuren ... und vieles andere mehr.

Bücher für ein besseres Leben

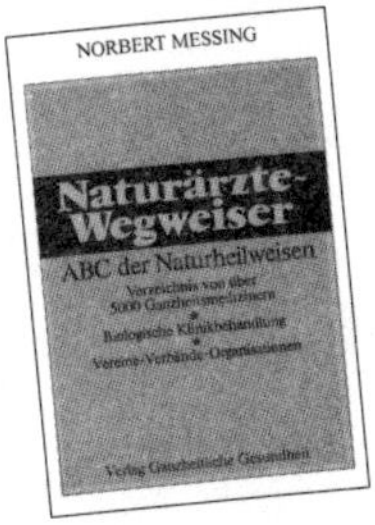

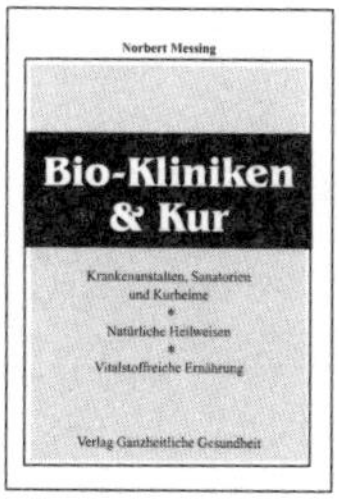

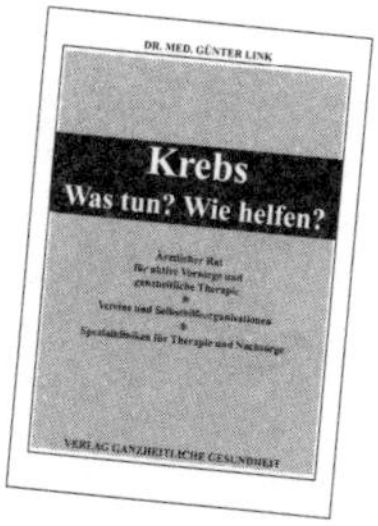

Naturärzte-Wegweiser 1997 neu!

- Großes ABC der Naturmedizin mit vielen Adressen
- Anschriften von weit mehr als 5.000 Bio-Ärzten (Homöopathie, Naturheilverfahren, Akupunktur)
- Fast 100 Kliniken für Ganzheitsmedizin
- Szene-Infos: Zahlreiche Anlaufstellen für naturheilkundliche Selbsthilfe
- Überblick zu Ausbildungsmöglichkeiten für Laien (Gesundheitsberater, Heilpraktiker u. ä.) und Therapeuten

Soeben erschienen. 160 Seiten + Anhang mit neuesten Informationen, DM 18,–

Bio-Kliniken & Kur neu!

- Vorstellung von 300 Ganzheitskliniken und Kurheimen mit Heilanzeigen, biologischen Therapien und Kostformen
- Lexikon naturmedizinischer Fachbegriffe
- Porträts der besten Kurkonzepte (Kneipp, Schroth, Felke, Aslan u.a.)
- Situation der Kostenerstattung

3. Auflage, 180 Seiten, DM 22,–

Krebs – Was tun? Wie helfen?

- Mit erprobten Ratschlägen eines erfahrenen Facharztes
- Kontaktadressen und Anlaufstellen für Auskünfte und Selbsthilfe sowie
- einer umfassenden Aufstellung und Beschreibung von Spezialkliniken für Therapie und Nachsorge

2. Auflage, 60 Seiten, DM 15,–

Verlag Norbert Messing

Postfach 1217 · 76663 Bad Schönborn
Telefon (0 72 53) 37 18 · Telefax (0 72 53) 3 39 55

– Eine Bestellkarte ist beigefügt –